# 七情掛心

# 迷雲遮慧月

溫嬪容醫師 著

# 目錄

自序

# 亂世神在選生命

温嬪容

掀開人類歷史，每過20至40年，就會有疫情出現。為什麼會有疫情流行？是上帝對人類大清除嗎？清的是什麼？清的是無底線的人心人情嗎？

老祖宗從經驗中觀察，瘟疫千百年來的規律：始於大雪、發於冬至、生於小寒（元月5日）、長於大寒（元月20日）、盛於立春（2月3日）、弱於雨水（2月18日）、衰於驚蟄（3月5日）、完於春分（3月20日）、滅於清明（4月4日）。此規律遭到極嚴峻的考驗。

歷史上最慘重的疫情，是西元1347年，在歐洲爆發的黑死病大瘟疫，死亡人數高達7500多萬人。而新冠肺炎疫情，從2019年12月點起疫火，漫天延燒一整年，至今仍不減。從區域、城市、國家，擴及全世界，全球七大洲全部淪陷。截至2020年底，有8280萬人染病、181萬人死亡。美國1900萬人感染，超過33萬人死亡。台灣785人感染，7人死亡。染疫人數還在繼續竄升中。全球疫情排名，第一名美國，台灣名列第167名。

2020年歲末，疫情在反撲，變種的英國新冠病毒，傳播力更強，眼看著病毒變種肆虐，來勢洶洶。疫情橫跨了2019年、2020年，到2021年，世界仍在浩劫衝擊下，籠罩在封城、鎖國的一片哀號中，不知上帝何時才會停止這個世紀大掃除？

人在甚麼時候最清醒？無非是：天災降臨後、大禍臨頭後、遭受重挫後、罹患重大疾病後。在新冠肺炎疫情襲捲全球後，人們認真省思：生與死，健康與財富，平安與恐懼，寧靜與喧嘩，自由與限制，自然與反自然，作惡與懺悔，愛與恨等的真正意涵。

地球因疫情而得到喘息，印度空污下降44%，30年來，第一次，在新德里可以看到200公里以外的喜瑪拉雅山，還可以看多久？

印度恆河水變清，達到可以直接飲用的標準，還可以直接飲用多久？義大利威尼斯運河，重新清澈，可以見到魚兒在水中游，魚兒還可以悠游多久？當義大利為猛爆的疫情所苦時，有一天，全國人民跪下，向上帝懺悔，民眾沿途跪著懺悔祈禱的畫面，讓舉世良善之人感動落淚！

李洪志先生說：「亂世神在選生命。」怎樣的生命才能蒙神救贖？所謂「天作孽猶可違，自作孽不可活。」《詩經》也云：「永言配命，自求多福。」禍福全在自己。世人能除世上災，唯獨心災無法除。天下藥能治天下病，唯獨心病不能治。要想在疫海洪流中立於不敗之地，唯有覺醒，喚回自身療癒機制。經歷新冠肺炎疫情的驚濤駭浪後，人們才驚覺發現：人生最美妙的幸福，是內心的平安與從容。

本書著墨在：人有哪些驚人的天賦？時代巨輪下的小螞蟻如何填寫台灣歷史的頁章？香席文化的雅緻是什麼境界？前列腺肥大有哪些治療選擇？何以迷雲遮慧月？醫學科技怎樣在心臟上開闢一條高速公路？如何擺平惱人的豪情壯痔？腸子何以背負人間悲情？名嘴人為何崩潰？收入上億的建築商如何過父親節？年老

如何老有所終？等等。

七情，人情，疫情，情情掛心間。

迷雲，人生，慧月，良善掛心間。

中華民國110年1月1日於台灣台中

# 天賦異秉

科學無法證實神的存在，有時卻扮演神的角色，成為另一種宗教，受到舉世的膜拜。在浩瀚的宇宙中，人類的科學微不足道，像幼兒爬行，人類從來沒有自己說了算。

但是科學無孔不入，改變了人的文化、觀念和行為。科學的方法只有一種嗎？有些不被科學認可的，很可能死於科學亂棒之下，冤了多少靈魂！

一位4歲的小男孩，在玩耍時，總是自言自語，父母認為是童言童語。有時玩得開懷大笑，有時又表情莫名恐懼。小男孩6歲了，觀察力增加，也比較會敘述表達事情了。

有一天，小男孩問媽媽，為什麼有的人，明明就在眼前，他看得到，而媽媽和其他人卻看不到？為什麼有的聲音，明明很清楚，他聽得到，其他的人卻聽不到？

但是小男孩生活、起居、飲食，都很正常，對一般事物的認知，並沒有扭曲。爸媽工作太忙了，對小男孩的話，沒特別在意。

小男孩7歲了，上一年級，老師發覺異狀，告訴父母，說孩子可能有精神或腦部的問題。由於老師和同學，對小男孩的異樣眼光和態度，讓小男孩很恐慌，以為自己生了什麼大病？或是做錯了什麼？於是開始出現妥瑞氏症狀，常眨眼、翻白眼、撥弄手指、吐口水，無法專心，這時爸媽才真的急了！

媽媽帶孩子去給醫生看，醫生說小男孩得的是幻聽、幻視、自閉症，是精神疾病。爸媽都無法接受這樣的事實，更怕孩子那麼小就要服精神科的藥，會傷及孩子的大腦，影響腦的發育。加上最近朋友傳給媽媽的訊息，有一位陳俊旭醫師說，吃精神科的藥1～2年，就會造成大腦萎縮。孩子大腦還沒長好就萎縮，這怎麼得了！於是從南部帶孩子來看診。

## 聽闖世界

❖聲波由赫茲來度量，物件每秒振動一次，為1赫茲。

❖聲波振動的頻率，在一定範圍、一定强度，才能被耳蝸所感受，引起聽覺。

❖人耳能感受的振動頻率，在16～20000赫茲。

❖人最敏感的聲波振動頻率，在1000～3000赫茲。

❖講話的振動頻率，在500～3000赫茲。

❖人聽不到6公尺以外的低音，狗可以聽到24公尺以外的低音。狼聽到純音頻率，比人高出許多。

❖人聽不到低於16赫茲的音頻，大象、牛可以聽到低於16赫茲音頻。

❖動物的聽力比人好上150倍。動物可以聽到的頻率：狗是40～46000赫茲，馬是31～40000赫茲，大象是1～20000赫茲，蝙蝠是1000～120000赫茲。

❖大地震時，狗比貓，提前感知到危險先兆。

❖象與象之間，4公里外，仍能相互溝通。

❖蝙蝠的聲納系統定位，探測四周環境，比潛水艇，最先進的聲納系統，還優越。

❖海豚的聲納信號，可以從微弱大到達220分貝，震耳欲聾。大炮的轟炸聲，只有130分貝。

❖發電魚能發出電波，探測四周環境。

## 視閾世界

❖宇宙有68%暗能量，26.8%暗物質。宇宙中90%的物質，人看不見，但並非不存在。

❖人眼能解讀的光線為可見光，波長介於400～700奈米。人看不見紫外線、紅外線。

❖正常人的視力，對波長約555奈米的電磁場，最為敏感。

❖人的視網膜，每公釐，有20萬個視細胞。鷹、禿鷹、鵰的視網膜，每平方公釐，有100萬個或更多個視細胞。

❖狗的雙眼視覺，可達250度，狗看世界比人看世界，快半拍。狗能看到人所看不到的東西。

❖貓的夜視能力，是人的6倍。貓頭鷹在黑暗中可看東西，能看到人所看不到的東西。

❖鯊魚可能是色盲，但視力卻可達200多公尺。

❖蛇是近視眼，以特有的熱感應器，可精準又快速的捕捉小型溫血動物。

❖老鼠兩眼可以同時看不同方向的物體，老鼠看不見紅色，但可在黑暗中尋找食物。有科學家認為，當人類滅亡時，將由老鼠統治世界。

❖蒼蠅的複眼內，有數以千計的小眼睛，能看見紫外線。蒼蠅的眼睛，對刺激動作的反應，比人的眼睛快4倍，所以人常常打不到蒼蠅。

❖蜜蜂能見到紫外線波段，藉以尋找花蜜。以紫外線的波形，找到太陽，利用地球磁場築巢。

❖鳥可以看見紫外光。魚類都是大近視，卻能感受到紫外線。

聽閾世界和視閾世界說的是，人聽不見、看不見的，不一定沒有那個聲音，沒有那個物質，而是，它們一直都在，怎能說是幻聽、幻視？

李洪志先生說：「現在用儀器在氣功師身上測到了次聲波、超聲波、電磁波、紅外線、紫外線、伽瑪射線、中子、原子和微量金屬元素等成分。」令人十分震撼！

有辦法打破，人被侷限的聽閾、視閾嗎？上帝在人腦裏，埋下了伏筆，那就是松果體。

有什麼樣的世界觀，就會看見什麼樣的世界。

## 松果體的面紗

❖松果體位於腦中央，介於兩個大腦半球之間，被裹在兩個圓形的丘腦接合處。呈紅灰色，大小似豌豆，約7～8公釐，形狀像松果，故名松果體，是人體最小的器官。

❖至今，醫學、科學，仍未釐清松果體內分泌腺體的功能與運作。

❖松果體建立人體的生理時鐘，調節醒睡模式、季節性晝夜節律。凌晨2～4點，是其分泌的最高峰。

❖白天，晒到太陽，松果體分泌幸福賀爾蒙——血清素。

❖晚上，陽光減少，松果體分泌睡覺賀爾蒙——褪黑激素。

❖精神病學系，史特拉斯曼教授研究，松果體分泌二甲基色胺（為天然致幻劑），清晨2～4點，易與宇宙智慧連結。接受宇宙傳來訊息，接觸到異次元世界，高次元宇宙。

❖松果體長到1～2歲，即穩定。到青春期，褪黑激素製造減少。隨著年齡成長，松果體退化、石灰化、鈣化，終至萎縮。含汞、氟化物的食物、藥物、用品，會使松果體失去活性。

❖松果體，被哲學家笛卡兒，稱為「靈魂之座」，即思維能力與肉體之間的連接點。松果體是靈魂的主要所在地。

❖道家認為松果體是，人的元神所住之宮。

## 松果眼

❖遠古傳說，大腦有一個能接受心靈感應、視覺信息的腺體。

❖松果體前方有一個生物磁場，可聚集射線，可掃描圖像，可以感受肉眼看不到的事物，被稱為第三隻眼，道家稱之為泥丸宮。

❖松果體有感光組織結構的基礎，有完整的感光信號傳遞系統。有感光細胞，充滿視網膜色素。

❖墨西哥盲魚，利用松果體看外界。

❖《封神演義》中的二郎神、楊戩、聞太師，都有第三隻眼。

❖老子及其學生亢桑子，都有第三隻眼，能「聽於無聲，視於無形」。

❖《史記》記載，扁鵲具有透視人體五臟的透視眼。

❖華佗看見曹操的腦部，長腫瘤，要幫曹操開顱，摘除腫瘤，引來殺身之禍。

❖佛像上，眉心有一顆小圓似痣，稱為白毫。白毫象徵已悟道，綻放光芒的右旋白毛，象徵天目位置。

❖眉心有個通道，直通松果體。道家認為，人體是個小宇宙，從眉心到松果體，可能距離超過十萬八千里。

❖修行悟道後，第三隻眼開啓，位於眉心深處，即松果體所在。

❖佛家稱第三隻眼，為天目位置。天目分五大層次：肉眼通、天眼通、慧眼通、法眼通、佛眼通。

❖道家認為天目有九九八十一層法眼。

## 松果體的魅力

❖松果體形狀的圖案，早已出現在古埃及壁畫、希臘神話書，以及基督教的建築物中。

❖神、佛、天使、耶穌、聖瑪利亞等，其畫像後方的圓形光暈，象徵松果體綻放光芒。

❖梵諦岡聖彼得大教堂中庭，早在西元1～2世紀，就有一座巨大的，松果體雕塑。

❖梵諦岡教皇的權杖之間，有一個松果體，象徵物質、精神世界的通道，時空之門。

❖佛祖的頭髮，似松果體形狀。

❖香港天壇大佛，佛像的頭是松果體形狀，象徵智慧之源。

宇宙遙想曲

❖依超弦理論，科學家計算出，宇宙有十度空間。科學家利用某些方法，可計算出二十六度空間，也有的科學家說有十一度空間。

❖依大爆炸理論，一位蘇俄科學家認為，宇宙的大爆炸，產生了空間與時間，不可能只產生一個空間。

❖依知名科學家藍道爾的計算，在宇宙膨脹過程中，三度和七度的宇宙，處於相對穩定狀態。

❖依量子力學中的平行理論，認為宇宙存在多個平行世界。

❖佛教的宇宙觀，大的空間叫虛空，小的微塵，叫三千大千世界。一個大千世界，有十億個小世界，即宇宙有無數個世界。

❖釋迦牟尼佛說：「其大無外，其小無內。」即宏觀上，宇宙大到看不到宇宙的邊緣；微觀上，宇宙小到看不到宇宙的最微小物質，無窮無盡。祂還說：「一粒沙，有三千大千世界。」一粒沙中，就有一個宇宙。

❖道家認為，三界內，有三十三層天。

總的來看，同時同地，是否就同時存在，縱向和橫向空間？開了天目的人，是不是就可以看到，其他空間的生命體？

當小男孩出現在診間時，羞澀的躲在媽媽身後，緊拉著媽媽的裙子，擠眉弄眼的，眼睛眨個不停。哄了半天，小男孩才肯坐上診椅。看上去，小男孩一張天真無邪的臉，眼睛沒走神，印堂無青色，清澈的神光，彷彿未受到塵世的污染。爸爸在旁邊牽著妹妹，媽媽緊張的不知所措，這心肝寶貝到底是怎麼了？

我告訴媽媽：「小孩是純陽之體，一般6歲以前，都還有先天之氣，未受到污染的小孩，天目大都是開著的，腦部的松果體未完全被封印，所以可以看到同時空或另外空間的生命體，不是幻覺、幻聽、幻視，是天賦異秉。」媽媽雖然聽不太懂，但終於放鬆下來。

小男孩在旁似懂非懂的，張大了眼睛，一直看著我。我繼續說：「小孩子自言自語，一個人玩得很起勁，有時是和另外空間的小孩在玩。小孩純真不覺得奇怪，他們不是和鬼在玩。只要大人不要斥責，等小孩長大後，思想受到污染，尤其電子產品、手機，一直干擾腦波，天目很快就自己關上了。」

我輕握小男孩的手，順手按他的合谷穴，緩和小男孩的緊張，他的眨眼也停了下來。我對他說：「你很棒的哦！作哥哥了，要多照顧妹妹，以後在家就只跟妹妹玩，不要和其他小朋友玩，好不好？」順手去摸了摸小男孩的頭，快速的按了一下他的百會穴，使他安定下來。

這種問題，針灸效果最快，媽媽一聽到要針灸，馬上就擔心的「啊！」了一聲。我知道媽媽擔心，小孩不肯接受。我接著說：「其實，小孩子不知道要害怕，是父母的怕心，感染了小孩，讓小孩產生恐懼感。妳要穩住，我今天只針１針，給孩子先適應一下，下次就正式針了，爭取時效。」

## 針灸處理

第一次，用5分針，針百會穴向後頂穴方向針，為瀉法。百會穴為諸神之會，用以安神，盼諸神安位。針完，小男孩覺得頭癢癢的，並沒有出現預期的害怕，媽媽這時才放心。說也奇怪，在等拿藥的30分鐘內孩子一切正常，沒有出現妥瑞症狀，已在看漫畫了，也可能是很專注看書的關係，使爸媽增加了對針灸的信心。

第２診，媽媽很高興的報佳音：「小孩妥瑞的症狀減少很多，有時一整天都沒有出現症狀。」加針四神聰穴。

第3診，小男孩不再被老師責罵。偶爾出現妥瑞症狀，吃飯睡覺都正常。針四神聰穴，加額旁3線，頭皮針，約本神穴透向眼尾方向。

第4診，小男孩說，有別的小孩一直找他玩，他覺得很煩！小男孩自己有意識到，不要再看到另外空間的生命體。原本針勞宮穴很好，可將怪力亂神，封在牢裏，才不會出來作怪。但針勞宮穴很痛，改請媽媽幫孩子按勞宮穴，也教小男孩自己多按勞宮、合谷穴。加針神庭穴。

## 處方用藥

柴胡加龍骨牡蠣湯，用以安神，兼治妥瑞症。溫膽湯，化痰，怪病多歸於痰證。甘麥大棗湯，用以安神，緩和躁動，順便作矯味劑。小男孩說藥好好吃，不再怕吃中藥。

有一天，媽媽與小男孩一起騎腳踏車，經過一個墳場，有一個阿伯和小男孩打招呼，小男孩也跟著揮手，但前方並無人影。我告訴小男孩：「媽媽看不到的人，不要和他們打招呼，不然他們會常來找你玩，知道嗎？」小男孩聽了一臉無辜的樣子，也有點困惑，到底要跟誰玩啊？誰才是眞人啊？

媽媽很急，想讓小孩的天目，趕快關閉，想到廟裏請人作法。我告訴媽媽：「有些事急不得，呷緊弄破碗，有些陰廟的廟公、壇主，身上有附體，或養小鬼。妳不要招惹那些低靈的生命體。他們會用條件交換，有的要拿人體的精華，每人只有一份，被拿走了，以後會有其他病災。有的要人用生命來換，會減壽的。」

特別叮嚀媽媽：少帶孩子去奔喪，勿去探望重病人，勿去陰廟、墓地、陰森森的地方。多讓孩子晒清晨和傍晚的太陽，多運動、打球，分散孩子的注意力。

漸漸的，課業、遊戲、運動占滿孩子的時間，小孩子也很少提到另外空間的事了，像正常孩子一樣的成長著。

# 時代巨輪下的小螞蟻

在民國三、四十年代，民生疾苦，家家戶戶，甚至每一個人，都像是時代巨輪下的小螞蟻，都可寫成一部一部，可歌可泣的血淚史。中華兒女堅毅不拔的精神，流淌在歷史的長長頁張中。

蘇軾：「我生天地間，一蟻寄大磨。」

高駢：「浮世忙忙蟻子群，莫嗔頭上雪紛紛。」

元遺山：「百年蟻穴蜂衙里，笑煞崑崙頂上人。」

那個時代，鄉下荒山荒野，農村人丁少，沒有節育觀念。有一戶人家，一家6口擠在一間小茅屋，陸陸續續，老天又送來4個小口子。不論父母，日以繼夜，夜以繼日，怎樣辛勤的工作，都還餵不飽嗷嗷待哺的那些小口。加上每一次的颱風，就是經歷一次的大災難。

儘管如此，有遠見的父親，認為要給子女受教育，才有出路。每年開學，要繳學費時，父親就要向有錢人家，借幾包穀子，等自己所種的稻米收割後，加上利息，用穀子還債。或辛辛苦苦的養幾頭豬，就是為了開學時，賣豬，給子女繳學費。

正長到13歲的少女，剛就讀初中一年級，家中經濟拮据，不忍父母的辛勞憂苦，與姊姊一起休學，在家裏幫忙。

天還沒亮，姊妹就要到半山腰、山腳下，採摘豬菜、抓蝸牛，回家要切豬菜、剁蝸牛，給豬吃、給雞吃。回程，還要砍柴背回家，順便砍些竹子，回去做竹片玩具，可玩拍竹片。削好竹竿，玩跳竿步、玩分竹棍，有時哥哥幫做竹管空氣槍。用木頭削陀螺，玩打陀螺。

幸運的話，姊妹可摘到野生的梅子、桃子、李子、橘子、小番茄、土芭樂，雖然都酸澀得很，卻吃得津津有味。這路上，跌倒、滑倒、割傷、撞傷，被蜜蜂螫傷、被狗追，與野豬、山羌、野狗、猴子玩捉迷藏，躲不過就會被攻擊。與蒼蠅、蚊子、螞蟻、毛毛蟲、跳蚤、蟑螂、老鼠、蚱蜢、蜻蜓，日日為伍，就像音符在鋼琴鍵上滑動，跳動在少女的青春歲月裏。

在晨光中，少女踏著旭日東升的金光，提著籃子、水桶，到河邊，洗全家人的衣服，滿滿一籮筐。晒好衣服，草草率率吃過粗飯，就背著弟妹，墾荒地、菜園種菜、除草、摘菜、餵豬、餵雞。有時還要挑豬糞，或茅廁的糞水，作為肥料，灑在菜園。隨地撿起雞毛，做毽子，偷閒玩踢毽子，「踢碎香風拋玉燕」。

有時，偷閒灌蟋蟀，抓蟋蟀，和弟妹玩鬥蟋蟀、鬥公雞、鬥公鵝，唱著「草蜢仔弄雞公」的民謠。常到池塘裏抓青蛙、捉泥鰍。爬到樹上，偷鳥蛋、捅蜂窩。浮游在小溪裏，撈魚蝦。跳進有細沙的水溝裏，撈蛤仔。鳳凰花開時，滿地鳳凰花，撿起拼成蝴蝶標本，壓在書本裏。

大伙常玩得一身是泥，一身濕答答的。跌倒了、擦傷了，就抓起地上泥土，灑在傷口（以前的泥土未受污染）。肚子餓了，田裏的地瓜，挖出來，在身上擦一擦土，就直接往嘴送。渴了，龍葵果實「黑甜仔」、酸藤莖，摘了就吃。

農忙時，少女和家人，要下田去工作，翻土、灌溉、插秧、除草、收割、晒穀、打米。揮著汗雨，舞動著手腳，俐落的穿梭在田間。大家都沒吃過自己辛苦種的米，好米好價錢，自家只能買次等或劣質米充飢。

大伙一邊工作，一邊還哼著歌，颼颼簌簌的風聲，嘰嘰喳喳的鳥叫聲，唏唏嗦嗦的蟲鳴，嘩啦嘩啦的流水聲，轟隆轟隆的農機聲，伴著歌聲，天籟的交響樂，就這樣在山間迴盪，響徹雲霄。

在回家的碎石路上，塵土飛揚。有牛車經過，就吊牛車尾。如果剛好巧遇火車貨運，黑欄裏載著台糖做糖用的，小條細長的白甘蔗，火車速度不快，火車行進中，孩子們快跑跳躍，就上了火車，手忙腳亂的，快速拔根甘蔗，像猴子一樣，一躍腿，俐落的又跳下火車。一路啃著辛苦得來的戰利品，笑哈哈！雖然有大人恐嚇著「誰偷拔甘蔗的」，就要送到派出所，卻也無法阻擋那甜蜜蜜的誘惑，也從來沒有人被送到派出所。

一天工作下來，少女雖累癱了，踩著夕陽、迎著晚霞，還要挨家挨戶，去收集餿水廚餘，將剩菜、剩飯拌豬菜，給豬吃。一路上，常被狗追、被犬吠、被狗咬，都習以為常，甚至還被鵝追著跑。情急之下，拿小石子當飛鏢丟過去，嚇得大狗轉頭就跑。也曾遭凶猛惡犬狂追，一不小心跌倒，餿水灑了一地，跌得腳痛得直哭，還怕回家會挨罵。

哥哥放學，就去放牛，騎在牛背上，吹著橫笛、吹口哨、吹口琴，唱著山歌。日落前，少女還要劈柴砍柴，用柴火燒水，給全家人洗澡。夜幕低垂，倦鳥都歸巢了，吃過飯，小孩做完功課，都累了，大伙擠在一張大床上，鼾聲此起彼落。爸媽還在忙，少女在油燈下，幫人家縫補衣服，賺外快。少女在忙中，不忘給弟妹們，縫沙包袋，玩丟沙包遊戲。

春去秋來，夏熱冬寒，小茅屋變木板平房，少女長大變成姑娘，家裏開了小吃店。姑娘幫忙作生意，一大早，還要送報紙。一年365天沒有假期，頭痛、肚子痛、月經痛、跌打損傷，都照常上工。姑娘所賺的錢，自己捨不得用，還得節省供哥哥弟妹們讀書。有時，哥哥貪玩不讀書，手腳被爸爸捆綁在樑上，吊著鞭打，媽媽和姑娘，急著救駕。

有一天，店裏來個都市少年郎，一眼就看上了這位勤快溫良的村姑，花了幾年的追求，還常抽空來，幫姑娘分擔做家事，勤勤懇懇的，家人都非常喜歡，這位憨厚的少年郎。他幾次求婚，姑娘都以要幫助家計為由，捨棄了大好姻緣。

過年到了，爸媽沒錢發壓歲錢，姑娘把省吃儉用的錢，等大家吃過年夜飯後，給全家發紅包，一張張一元錢鈔票，鈔票上滿滿的血汗味、親情味。一年又一年，從一張一元的鈔票，一張十元鈔票，發到一張百元鈔票時，兄弟姊妹已長大，不敢再拿紅包，請姑娘留作嫁妝。

姑娘也把學歷補上，讀到高職畢業。時代考驗青年，青年創造時代。之後，兄弟姊妹都在公家機關任職，平房也改建成水泥房。姑娘的刻苦耐勞、任勞任怨的美德，很快就有媒人來提親，那個大家族的長子，忠厚、老實、可靠，可以託付終身。姑娘嫁作人妻人媳後，勤儉持家，賢慧顧家，還生了3個孩子。走著人生的曼妙舞步，看似幸福美滿。

姑娘升格小婦人，卻嘗到人間是非多，人多嘴雜，如浪花層層疊起，拍岸，隨即轉身隱去，留下難以磨滅的傷口。沒有心機的小婦人，從漸自言自語，到激烈評論時事，或破口大罵，或高聲唱歌。人生的變奏曲、曲折、滄桑！心事向誰訴？

最終，遭鄰居報警，小婦人不知哪來的神力，3個大男人，都抓不住她，小婦人被强制，送進精神科住院治療。過了一陣子，醫生說小婦人病情改善，可以出院。回家後，因再陷入同樣的環境，長媳難熬七嘴八舌，再度犯病，就這樣，進進出出醫院，好多次，好多年。

有一天，家人請我去看診，當我問她：「我幫妳針灸，好不好？妳會舒服一點。」話才剛落下，剛才還很安靜的小婦人，突然，面部呈鐵青色，目光如狠眼，面如狐貌的猙獰，像動物般咧嘴冷笑，厲色大罵：「你還早得很呢！你沒有那個份量來治我。」

一時陰風切切，一陣冷風刺骨，我聽了毛骨悚然。被叱喝之下，急速後退三步。

那個聲音，不是小婦人的原來聲音，那個臉孔，不是小婦人的臉孔。我才知道，我真的還早得很，還嫩得很，沒有三兩三，還敢上梁山？沒有金剛鑽，別攬瓷器活，沒本事，別硬幹。真切認識到這種「病狀」，遙遙的掛在醫學領域之外。

經過娘家多方努力，到廟裏問事，壇主說她身上有6個陰魂纏身，不放過小婦人。娘家請道士作法，可以幫的，可以派上用場的，都極力努力為小婦人調解陰陽兩間的事。小婦人和陰魂，苦苦纏鬥了10年，漸落幕。

醫生說小婦人的病情穩定，可以回家休養。可她不願回到舊巢，就一直住在療養院裏。再看到她時，已是70歲的老婦人，當年篳路藍縷的艱苦，歲月的風霜，如寫歷史，都寫在臉上、手上的，每一道皺紋上。

台灣的每一寸寸土地，填滿一寸寸心。前人的一寸心、一寸血、一寸淚、一寸汗，交織成美麗的福爾摩沙島，誰能不愛這片土地？

# 東風無力一花殘

隨著醫療臨床經驗的積累，對人體的讚歎，對上帝的敬畏，與日俱增。同樣的病症，走不同思路的治法，也有別開生面的驚艷。

一位72歲的阿婆，亮晶晶的滿頭白髮，在家排行老八，上有7個姊姊呵護與疼愛，是家中的么妹，也是寶妹，從來都不需要做家事，更是家中的掌上明珠，誰都不許欺負她。這位白髮人，各種考試，都是馬到成功。公職考試，更是一試定終身。在工作崗位上、同一個辦公室、同一個辦公桌、同一個工作，整整待了35年。

白髮人從考公職到退休，從戀愛到結婚，嫁個好老公，一帆風順，幸福滿滿的滿地開花，一生沒得過什麼大病，雖然已70多歲了，仍然身手矯健，自行開車，到處去遊玩。人生出奇的平順，出奇的淡泊。老天在夕陽晚霞中，給白髮人開個玩笑，一陣無力的東風，打破了70年的寧靜。

有一天，清晨伴著東風，太陽一樣升起，鄉間的鳥兒，迎著東風一樣吱吱叫。白髮人伸個懶腰，準備起床，哎喔！一個不小心，撞到梳妝台，一向手腳俐落，怎麼會那麼不小心？視線怎麼好像對不準？白髮人從地上爬起來，在梳妝台前一看，右眼皮緊緊黏著眼眶，竟張不開眼，變成獨眼俠女！好難過哦！簡直是人生一大挫折。

體貼的老公，立刻載她去大醫院檢查。醫生說是第三對腦神經斷裂，要照電腦斷層掃描才能確診，並說這種病很棘手，只能讓眼睛，自己慢慢修復，至少要一年以上的時間。聽罷，白髮人一想，一年的獨眼生活，要怎麼過？十分驚慌與無助。

人在海難時，即刻就想起安全港。白髮人猛然想起6年前的家庭醫師，離開醫院，馬上轉往診所來看診。我看了看白髮人的眼睛，就說：「別擔心，會讓妳重見光明。」白髮人高興的回應：「醫生，我就交給你了。」從此和西醫斷了線，不再去西醫門診，也取消了電腦斷層掃描的檢查預約。

關於第3對腦神經，即動眼神經，所引起的眼皮下垂、貼眼，又無力張開的病歷，我都成功的治癒，但都是依西醫的思考路線在治療。眼皮下垂貼眼的病因，除了是第3對腦神經的問題，有沒有其他思路？或其他治療方法？眼皮屬肌肉，眼皮下垂，是不是眼肌無力？是重症肌無力嗎？是不是一種肉極？為痿證嗎？肌肉癱瘓了。

## 針灸處理

白髮人已過70歲，先補陽氣，針百會穴。脾主肌肉，健脾，針三陰交穴。痿證獨取陽明，疏通陽明經，該經多氣多血，兼鼓動氣血，針四白、承泣、合谷、曲池、足三里穴。脾胃屬中焦，針頭皮針中焦區，約上星到囟會穴之間。眼睛位頭面部，針頭皮針頭面區，約上星和神庭穴之間。增加眼皮肌肉彈性，針攢竹透魚腰穴，絲竹空透魚腰穴，兩針針鋒相對。

突發性疾病，多與風邪有關，風性急，祛風，針風池穴，兼促進頭頸部循環，可增加眼睛光明度，風池穴針到位後，稍提起向對側眼睛方向刺去。老年人腎氣虛衰，補腎濟腦髓，又潤瞳孔，為他日眼睛張開後，治療眼睛難聚焦的問題，預作準備，針關元、氣海、湧泉穴。

養肝血，補眼血，針太衝、三陰穴，兼治白髮人的腳，有時會沒力。眼下浮腫，有水氣，針三陰交、太谿穴。以筋會陽陵泉穴，為增加眼睛開闔的筋力，針陽陵泉穴，兼治白髮人的膝蓋酸痛。促進眼周循環，針百會、陽白、風池、瞳子髎、太陽、睛明、球後穴。眼皮緊閉，也是一種瘀象，針血海、三陰交穴。

療程原本前10天每天針，之後，一周2次。但白髮人迫不及待，恨不得趕快眉開眼笑，所以每天都來針灸。體貼的先生，雖然家住中部山區，單程要1小時以上車程，也每天載愛妻來針灸，而且都是第一個到診所的，看病的敬業態度與精神，令人感動。

## 特別囑咐

❖醒著時，每小時，將下垂的眼皮翻開，看東西，至少1分鐘。

❖晚上睡覺要戴眼罩，以防夜間眼皮受寒。

❖天冷外出，要戴帽子和圍巾，圍巾圍的正好是風池、風府穴，有利頭部禦防風邪，又可促進頭頸部的循環。

❖勿食冰品涼飲，早晚勿吃水果，水果少吃，以免增加眼球內痰飲。

❖用花生5兩，紅棗10枚，煮湯，喝湯吃花生，可預防或緩解老花眼。

❖每天早上，用生薑拍打幾下，切3片，放杯中，開水沖入300cc，待溫度約60度C時，加點蜂蜜，當茶飲，小口喝。

## 處方用藥

肉極，痿證，重症肌無力，用越婢加朮湯。採用吳雄志教授家傳，吳門驗方：加味越婢湯加減。麻黃7錢～1兩，石膏1兩，炙甘草5錢，生薑2錢，大棗2

錢，制附子2錢，白朮1兩，桑葉3錢，懷牛膝1兩，狗脊5錢，杜仲7錢，鎖陽5錢。

麻黃，從7錢開起，嚴重者可用到1兩，其所含麻黃鹼，是一種擬交感神經胺，有腎上腺素作用，可作用運動神經的傳遞物質。

石膏，用1兩，為陽明經藥，監制麻黃，並有抗炎作用。

甘草，類皮質激素。

生薑，刺激神經傳導物質釋放。

大棗，補營養。甘草、生薑、大棗三者共濟調營衛，調節免疫系統。

附子，溫腎，提高雄性激素，為內源性皮質激素。

白朮，健脾，促進肌細胞生長。

白朮、附子、甘草、生薑、大棗，合為朮附湯，該方能暖肌、補中、益精氣。

鎖陽，刺激肌肉代謝，預防肌肉萎縮，兼治腳無力。

牛膝，補肝腎，强筋骨，活血通經，引血下行，兼治膝蓋酸痛。

杜仲，補肝腎，强筋骨，堅韌眼皮周邊的筋骨，兼治白髮人的腰酸。

狗脊，補肝腎，去風濕，善去脊背之風濕，走督脈，强脊作用，兼用以撐著眼皮肌力。

桑葉，清肝去風明目，亦治肝陽上亢的眩暈。

70歲的老年人，修護能力，一般比較慢。卻驚訝發現，在診所治療的眼皮下垂無法張開的病人中，白髮人是年齡最大的，恢復竟然是最快的，比年輕人還快。針20次就完全張開眼睛，眼睛張開後的複視，視力不聚焦，眼球轉動不利，頭暈，走路有點不穩的症狀，針16次，就完全復原。而且視力檢查，左眼1.0，右眼1.2，沒有老花眼，真出乎預料啊！

針灸加吃藥，勤快加信心，加上治療策略改變，竟有意想不到的驚艷，白髮人和我，都喜樂無比。

# 寒山吹笛喚春歸

有一種鳥類，「不會飛，卻是海洋環境的指標生物，有「海洋之舟」的美稱。大多生活在南極地區，穿著燕尾服，搖搖擺擺，履霜堅冰，在一片白茫茫雪地中，引頸企盼，呼喚著春天，所以被冠上鼎鼎大名——「企鵝」，那種走路的俏姿，惹得人類喜愛。一旦企鵝走路姿勢，換成人類的步伐，那會是怎麼樣狼狽的場景？

一位44歲男士，和妻子同甘共苦，一起作送貨員，生了2個漂亮的女兒，生活雖不很富裕，還算小康，全家和樂融融。尤其2個寶貝女兒，晶瑩剔透的眼睛，長得像自己的眼睛，格外美麗，又乖巧，送貨員疼愛有加。

整個家庭的幸福美滿，因為弟弟的一場病，把幸福美滿撕成一片一片雪花，飄零！

怎麼自家的幸福會跟弟弟有關？弟弟被證實患有小腦萎縮症的那一天，全家如晴天霹靂！聽說小腦萎縮症有遺傳性。送貨員哥哥帶著另一個弟弟，緊張的跑去大醫院檢查，醫生說還沒發病，若要檢驗是否患有小腦萎縮症，健保不給付，要自費20萬以上，兄弟倆只好打退堂鼓。從此兄弟倆心裏的陰霾，時不時就冒出來擾人。

送貨員的媽媽在市場賣菜，有一天，一位老顧客來買菜時，告訴他媽媽，她那個送貨的兒子，走路好像變得有點奇怪，跟以前不一樣。媽媽聽了，內心一驚一嚇，叫兒子趕快去醫院檢查。這叫人驚恐的事情，全家人幾近窒息！老媽藏在心中的秘密，呼之欲出。

醫生檢查結果：證實送貨員罹患小腦萎縮症，成了企鵝人。這對作母親的來說，生了3個兒子，2個進入企鵝家族，簡直打擊太大了！還不只這樣，媽媽的父親，媽媽的丈夫，都是罹患小腦萎縮症而往生。當時孩子還小，為了不讓孩子們活在恐慌的陰影下，所以媽媽獨吞了這個秘密。但終究紙包不住火。該來的還是來了，想躲都躲不過。

弟弟小腦萎縮的病況，快速發展，晃著晃，晃重了，晃癱了，就這樣晃沒了，晃到西天去了。從此兄弟倆和媽媽家，全部籠罩在小腦萎縮症的陰霾下，膽戰心驚的煎熬度日。

## 小腦萎縮症是什麼樣的病

❖是一種罕見的疾病，是一種染色體的顯性遺傳神經系統疾病，又名脊髓小腦運動失調症，脊髓性小腦萎縮症。

❖是一種基因突變，引起染色體核甘酸不斷大量重覆，致使細胞內堆積過多異常的蛋白質，導致細胞死亡。

## 小腦萎縮症的病因

❖推測病因：病毒感染、免疫缺陷生化酶缺乏、DNA修復功能異常。

❖40%患者無法找到病因，常被誤為神經疾病。

## 小腦萎縮症的類型

❖ 小腦萎縮症有25種亞型，仍有20%患者，未能確定基因突變位置。

❖ 台灣以第3型居多，每10萬人有6～7人。

❖ 不是所有的小腦萎縮症類型都會遺傳。後代子女有50%得病率。多為顯性遺傳，發病多在20～50歲。少數在10歲以下，50歲以後。

❖ 20歲以前發病者，多為染色體隱性遺傳。20歲以後發病者，多為染色體顯性遺傳。

❖ 如果核酸大量重覆而過長，導致基因較不穩定，此類型遺傳給後代，會造成下一代發病年齡較早，發病症狀也較嚴重。

## 小腦萎縮症的症狀

小腦萎縮症的症狀一大串，以小腦、脊髓、腦幹神經的退化為主，每個患者症狀不同。

一、小腦失調障礙：小腦神經細胞受到破壞後所造成症狀。

❖運動失調：步行無法控制，初期走路搖搖晃晃，如企鵝走路，被稱為「企鵝家族」，晚期步行困難，寸步難行。

❖四肢失調：四肢動作不協調，細膩小動作難完成，例如：使用筷子不順利，難穿針引線，寫字混亂不清。

❖眼球震動：眼球出現輕微震動搖曳，複視，視力障礙。

❖語言失調：發音咬字口齒不清，韻律混亂，說話意思變得模糊難懂。

❖姿勢反射失調：身體不平衡，東倒西歪，左右傾斜，不能保持正確姿勢，常跌倒。上下樓梯困難，需二腳張開，以維持平衡。

二、脊髓機能障礙：因脊髓神經細胞受到破壞所致症狀。

❖顫動：雙手出現不能控制的震顫。

❖筋固縮：筋、肌肉、關節，皆出現不同程度僵硬，身體僵直，四肢末端麻木。

❖巴賓斯基反射：雙足大姆趾向腳背方向彎曲。

三、自律神經障礙：因自律神經細胞受到破壞所致症狀。

❖起立性低血壓：短時間內快速由坐而站立，會眩暈，血壓降低。

❖睡眠呼吸不順：出現睡眠呼吸中止現象。

❖不隨意運動的障礙：出現像跳舞動作。急速肌肉痙攣。肌肉不隨意的持續收縮，致肌肉變形。無法自主控制。

❖其他：出汗障礙，尿失禁，過度反射。

小腦萎縮病的治療

目前沒有任何治療方法。只能減緩症狀，減輕惡化。

## 小腦萎縮症的預後

❖壽命不受影響，生活品質受到極大影響。
❖心智能力不受影響，聰明的還是很聰明。
❖無法逆轉，從不能說、不能拿、不能走，到最後癱臥在床。
❖小腦萎縮、腦幹萎縮、脊髓萎縮，有些併發癲癇。

為了討生活，企鵝人仍然作送貨員。老闆對在公司服務已20年的企鵝人，也非常照顧，工作照做，工作量減少。隨著時間遷延，已過6年了，企鵝人動作越來越慢，也越來越不協調，跌倒成了家常便飯，視力也漸差，有時難聚焦。說話速度也慢下來。因為無藥可醫，也沒有吃西藥。

熱心的朋友，勸他試試用中醫調理。企鵝人如企鵝般的步行，一步一腳印的，走入診間時，已滿頭大汗，稍喘。頭面部、手部和腳，還有多處跌倒後的瘀傷，眼球輕微震顫，說話常停頓。這個需要長期抗戰的疾病，只能盡人事聽天命了。

## 針灸處理

腦部問題，採頭皮針為主。額中線對刺、百會穴對刺、神庭穴對刺、囟會穴用3針排刺，向後刺向前頂穴。顳頂會陰足踝區，用3針前後對刺，共6針。沿冠狀縫，運動區、感覺區兩側各刺3針，共6針，以上針法，輪用。

平衡問題，針平衡區，約玉枕穴透向天柱穴。開四肢關節，針合谷、太衝穴。利上肢關節，針風池、曲池、合谷穴。利下肢關節，針陽陵泉、伏兔、足三里、丘墟、崑崙穴。補腎上濟腦髓，針湧泉、太谿、百會穴。補氣血，針血海、三陰交、足三里穴。

言語不清，針外金津玉液、廉泉穴。視力問題，針攢竹、睛明、太陽、絲竹空穴。舞蹈震顫，針頂中線、額中線、枕下旁線、舞蹈震顫區。額旁1線、額旁2線、額旁3線、枕上正中線，輪用，每周針灸一次。

這場沒有子彈，沒有後援，沒有終點的戰鬥，要如何走過無盡的冬寒夏暑！

有一天，企鵝人滿臉憂傷哀愁的、頓著的、晃著的，走進診間，我牽著他，坐上診椅，我問企鵝人：「你怎麼了？有什麼事嗎？」

企鵝人慢慢傾訴：他活得很痛苦！因常跌倒，常撞壞東西。因動作不協調，家事都幫不上忙，臉常洗不乾淨，牙齒常刷不乾淨，衣服常弄髒，常滿頭大汗，汗味很重。老婆嫌棄他，不是常罵他，就是不理他。老婆寧可自己開車兜風，也不載他來看診，讓企鵝人老公騎機車，時速30公里，下雨天也一樣，絲毫不動心。

有一天，女兒咆哮的向企鵝人說：「你毀了我的人生，我恨你，為什麼要生下我？萬一，我也得了小腦萎縮症，那我要怎麼辦？」說到這裏企鵝人聲音哽咽，眼眶裏擠滿了淚珠！久病無孝子，我聽了很傷痛，我拉拉企鵝人的手，說：「惜惜哦！要加油！你這一世受的苦，都不會白受，都會轉成功德，也許會庇佑你的子女。」

我建議企鵝人，自己、妻子和女兒，一起欣賞2部感人的電影：「帶一片風景走」、「一公升的眼淚」，都是敘述小腦萎縮症患者的故事，也許能改變她們的想法與態度。但最終企鵝人，獨自，啃噬人世間的悲苦淒涼。家變成只是睡覺的地方，老婆不理他，2個女兒不想再看到老爸，索性搬出去住。

有一次企鵝人在候診時，和旁邊的患者聊天，他說：「一周以來，最盼望的就是給醫生針灸的那一天，也是我最快樂的一天，也是我唯一有笑容的一天。這個世界上，只有2個人會理我，一個是媽媽，一個是醫生，醫生常逗我笑，幫我的愁苦解套……」企鵝人慢吞吞的，吐露孤寂的心聲，令人動容！

針灸6年了，企鵝人的步伐依舊，狀況漸漸輕微變差，沒有重大的惡化。第7年後，惡化較明顯。安全起見，走路由拿拐杖，改用助行器，減少跌倒。天氣太冷、太熱時，企鵝人的狀況就會變差。一樣在送貨，每次我都叮嚀他要多加小心，減少自己和別人的負擔。雖然動作速度變慢了，送貨時都滿頭大汗，企鵝人一點都不抱怨，他還說至少可以自己賺取每天的飯包錢。

半年後，企鵝人已無法騎車，就沒再來診。企鵝人如企鵝，站在冰天雪地的人生路上，在人情寒山上，吹著走了調的曲子，喚著永遠都喚不回的春意。

沒有一個春天會遲到，
沒有一個明天不來到，
一切都在沒有中有著。

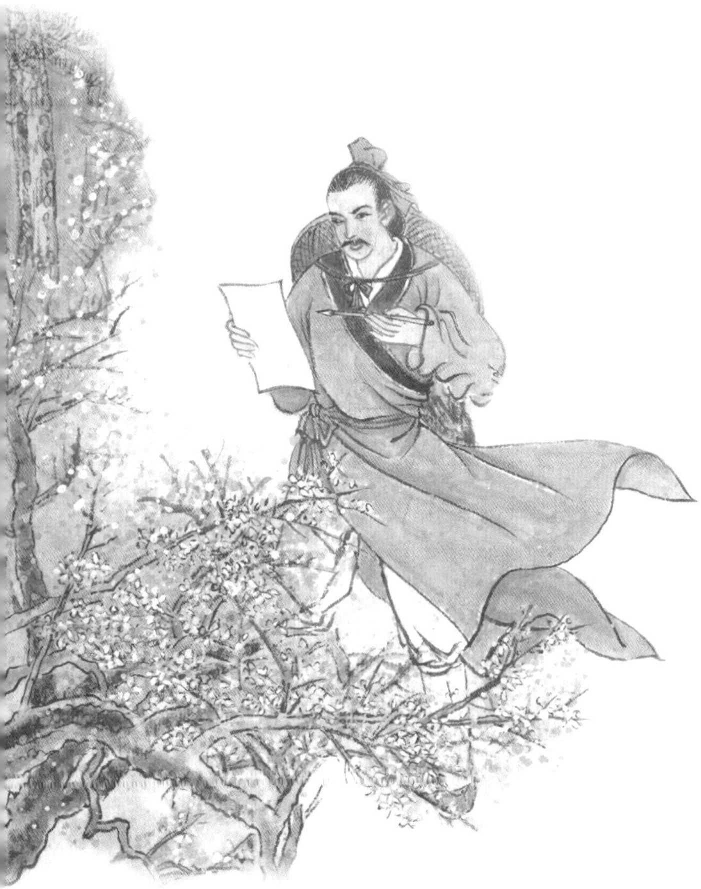

# 暖香炷罷春生室

聞香下馬，香的是人心；捻土焚香，香的是虔誠。十步香草，香的是人才；軟玉溫香，香的是人體。香火兄弟，香的是結拜情。春暖花香，香的是春色。白居易的「花非花，霧非霧，夜半來，天明去。」香的是什麼朦朧氣？

## 文雅的香席文化

大家都知道酒席宴客，很少人聽說香席詩客。祭祠、祭祖、拜神明要上香。但很少人知道，人也會品香。香席是中華文化，高級典雅、精緻生活的寫照，不以酒菜宴客，而是在家，築一間雅緻的香室，掛著詩詞書法或山水畫，燒上一爐好香，邀好友親人，品香或習道修佛，沒有酒席的喧嘩，取而代之的是，靜靜的觀香、賞香到聞香。

在遠古新石器時代，就出現祭典的文明，發展到夏商周時期，在皇親國戚王公貴族中，流行薰香文化，一直到隋唐，稱為焚香。大唐盛世，生活四大藝術是：焚香、掛畫、點茶和插花。焚香蔚為四大藝術之一，可見其受歡迎程度。

## 香藝

焚香又稱香藝，所謂「藝即道，道即藝」，流傳到日本稱為香道。到了宋元明清時期，焚香不再專屬貴族的文化。所謂「窮算命，富上香」，演變成文人商人間興起一種休閒的「品香文化」。經歷戰亂，漸沉寂沒落，到了現代，薰香是宗教儀式必備用品，也成為一種時尚文明。

賞香、品香，常激發文人詩人的文思盪漾，歷代與香有關的名詩名詞輩出。香爐的造型、材質、種類繁多，有金、銀、銅、青瓷、白瓷和唐彩，也造就另一種文化的瑰寶。

民間年節廟會祈福、祭祖、悼亡魂、拜神明，必上香。到處訪廟拜神，即所謂的進香團，大拜拜。子孫後代叫傳香火，技藝的承傳叫香火相傳。香已成生活中的一種文化。

## 香的文化何以廣受喜愛

是香所帶來的心境。古時寫字作畫、彈琴、習道、修佛、禮佛，點一爐香，神寧心靜。觀賞一縷縷煙裊裊，如龍飛鳳舞，香氣四溢，恬恬靜靜。舒舒暢暢的賞香、觀香、聞香、品香，其樂趣無窮。詩人詠香，貴族愛香，商人玩香，甚而有些雅士，從焚香後所表現的形狀，來斷吉凶或意象。

有些香散發的香味有安神作用，去濁穢通神明，與神溝通。芳香可化濁，清頭目。還可去環境的濕氣，所以讓人心曠神怡。專心觀香時，心寧神安。聞香時必虔敬，才能嗅出其中品味。這麼高意境，陶冶身心的香席文化，比酒席大宴小酌，唱卡拉OK，跳舞，更益身心靈。

## 香有十德

宋代陳敬著有《香譜》，北宋二十四孝之一，滌親溺器的黃庭堅，自稱有香癖，讚香、詠香，說香有十德：「感格鬼神，清淨心身，能除污穢，能覺睡眠，靜中成友，塵裡偷閒，多而不厭，寡而為足，久藏不朽，常用無障。」黃庭堅與香道大家蘇軾齊名，世稱「蘇黃」。

## 香是修行的開端

香是匯聚天地純陽之氣而生。佛教書中有言：「諸悅意者說名好香」，又說：「能長養諸根大種名好香」。意思是說香，能讓人聞了之後，心生喜悅，增長身心功德。香能養諸根大種者，稱為好香。好香焚之，不但長自身智慧，又能清淨紅塵濁世，令諸佛菩薩神明歡喜，也是修行的開端。

## 香的材料

多用木材粉末、香料、藥材和黏著劑所製成。木材多見沉香木與檀香木。中藥材各家配方選材不一，有甘松香、木香、丁香、香白芷、白荳蔻、樟腦、芸香、吳茱萸、薄荷、乾薑、香茅、艾草、胡椒、雄黃、排草、桂節。這些材料也可選其中幾種，製作香包掛在身上，祈福袪邪。

## 香的物質運用

含香的物質約四十萬種，以下介紹中藥材中有香字的，在各種治法上的應用：

❖ 理氣作用：香木緣、木香、香附、沉香、檀香、香椿子、香茅草、茴香、丁香、藿香、麝香、安息香、甘松香、降眞香、楓脂香、伽南香、香蒲、芸香草。

❖ 活血作用：降香、乳香。

❖ 開竅作用：麝香、蘇合香、龍脂香。

❖ 散風寒作用：香藿、香白芷、丁香。

❖ 行氣活血作用：木香、香附、過山香。
❖ 化濕作用：藿香。
❖ 溫裏散寒：丁香、茴香、香附子。
❖ 除惡氣瘴嵐氣：降眞香、樟腦、檀香、蘇合香。

以香作為方劑名稱，廣泛應用在中醫各種治療上：

❖ 補腎：妙香散。
❖ 補脾胃：香砂六君子湯。
❖ 祛痰：星香散。
❖ 理氣：木香順氣湯、丁香柹蒂湯。
❖ 調和表裏：香蘇飲。
❖ 攻裏：木香檳榔丸。
❖ 祛風：沉香天麻丸。

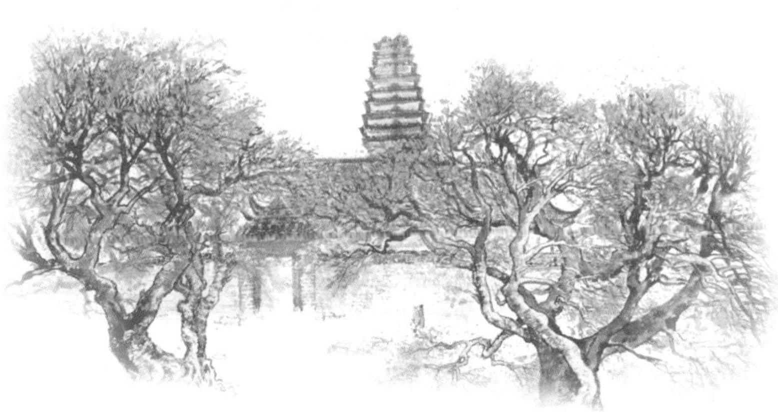

❖ 瀉火：香連丸。

❖ 調經：正氣天香散。

## 製作香的主要材料

❖ 沉香：屬瑞香科常綠喬木植物，採含有樹質的木部心林，含揮發油，木之心節，放水中則沉，故又名水沉或沉水。《本草備要》說：「諸木皆浮，而沉香獨沉，性味辛香溫通，氣香入脾，暖腎，理諸氣，調中焦。」

治氣逆嘔吐，胸腹脹滿，其色黑體陽，入腎命門，可以暖精助陽，導火歸元，治腰膝虛冷，男子精冷，大腸虛秘，小便氣淋。其行氣而不破氣，不傷氣，溫而不燥，故溫中不助火。

❖ 檀香：屬檀香科常綠小喬木，取木質心材作藥。性味辛溫，因芳香而醒脾，能引胃氣上升，開胃助飲食。其性為溫，故散寒止痛，治寒凝氣滯所致胸腹痛。

汪昂說：「諸香助淫火，惟檀香不然，故釋氏焚之，道書又以檀香為俗香不可供上真」。

## 香的療效

從香的製作材料來看，雖有不同，大都取行氣。芳香之物，多可開竅，尤其是開腦竅，驅晦氣，散鬱火，除穢氣，辟惡氣，還有驅蚊作用。西藏有除障香。

## 選好香要注意哪些

❖香的材料劣質或摻加化學品，易令人噁心，頭昏、想吐，甚至煩躁不安。

❖家中點香要買煙較少，較環保。又可保持室內清潔，注意空氣的流通，焚香所致的煙灰，含懸浮粒子，數目多時會污染空氣，產生異味，形同二手煙。

❖不完全燃燒的煙含有丙酮、氯苯、甲醛、甲苯、二甲苯、多環芳香煙等有毒物質，累積易致肺水腫、氣喘、肺塵症。

❖不要久處香室，薰煙太久，揮發精油太多，反而散氣、耗氣，人會覺得很累，頭昏，四肢無力。

一位45歲高中男老師，從高中時期開始，一聞到香味就會頭暈，後來嚴重到聞到香味就會昏睡。這不是什麼大病，也檢查不出什麼病因，也不知道要從哪裏治起？不是什麼痛苦的病症，頭暈、昏睡，就這樣困擾了28年。

但是，那個怕聞到香味，怕影響工作的煎熬，才是疾苦。尤其是現代，處處都有香味，女人男人的香水味，連清潔劑也放有香料，簡直無所遁逃。

老師從北部來看診，清瘦的身子，一張佈滿陰霾的臉，不安的恐懼，貼在眉頭上、嘴角上。老師用蒼白的唇，訴說著內心的苦楚，怕醫生笑他的怪病，敘述完，還苦笑了一下。老師還患有頭脹，失眠和鼻子過敏的問題。

嗅覺異常是內臟潛伏疾病的信號。氣味本身是一種物質信息，任何生物體，都會散發一定獨特的氣息，這特質也作為法醫，偵察案件的關鍵點。《內經》說：「宗氣上出於鼻而為嗅。」所以鼻嗅為宗氣所出。

《內經》又說：「肺氣通於鼻，肺和則鼻能知臭香矣。」嗅覺為鼻的功能之一，雖為鼻竅所用，肺的病變反映在鼻，卻由心神所主宰。與鼻有關的經脈有督脈、胃經、大腸經、小腸經。人體得生氣則香。《內經》說：「藏精於脾，其臭香。」脾實則聞香，脾在外的嗅味，表現為香。

理論上雖然如此，但病程長達28年，已非同小可，我問老師：「你第一次聞到香味，頭就暈時，當時發生了什麼事？」老師想了一下，說：「好像沒什麼特別的事，太久了，想不起來了。」

我推測：「可能有一件事，當時令你很不舒服，當下，正好聞到某種香味，所以，你可能把不愉快的事，和香味連在一起，就這樣被香氣制約了，被扣上緊箍咒，一直無法破解。」老師皺皺眉頭，還是想不起當時的情況。

我建議：「老師，那時，你年輕，易衝動，充滿好奇心，可能不小心踩到地雷，現在我們來破你的緊箍咒。一般人都喜歡香味，香味令人心曠神怡，你要不要試一下。」老師問：「要怎麼試？」

我的想法：「先對自己說：我現在已長大了，不論高中時，發生過什麼事，都過去了，過去的就讓一切過去，隨風飄逝。現在我要做自己的主人，不再受香氣的制約。一旦香氣撲鼻，就告訴自己：我不怕香，香味很讚，我不要暈，也不會昏睡。剛開始，可能只能戰勝2分鐘。只要意志堅强，戰勝的時間，就越加長，甚至可以故意點著香，讓自己聞一下，最後掙脫緊箍咒，得到精神的自由，還可以享受到香氣的美好。」

老師聽了，很疑惑問：「這樣會有效嗎？」我給他打氣：「哎呀！老師啊！36計都用過了，你就試試看嘛！即使沒效，也沒有傷害或損失。氣味是一種信息，你用念力產生粒子波動，把信號傳遞，改變一下質的內涵。」

針灸處理

先安定那顆茫然的心，針印堂穴，透刺到鼻根，兼以通鼻氣，並治失眠。肺氣和，鼻嗅才不會異常，針太淵穴，兼疏胸中氣，以理宗氣。脾實則鼻聞香，調脾，針三陰交穴。與鼻有關的經脈，胃經，針足三里穴；大腸經，針合谷穴；小腸經，針腕谷穴；督脈，針後谿穴，亦可由印堂穴取代。鼻子過敏，針百會、風池、合谷、迎香穴。

第二周回診，進診間時，看到老師的氣色已紅潤多了，而且很特別的是，臉上還帶著笑容，坐上診椅，老師第一句話：「太感謝醫師了，我照醫師的建議去做，我現在聞到香味，已不會頭暈了，我終於擺脫了28年的苦惱。」怎麼好得那麼快？才治療一次而已。

有的人就是一點就通，自己療癒自己的靈魂。

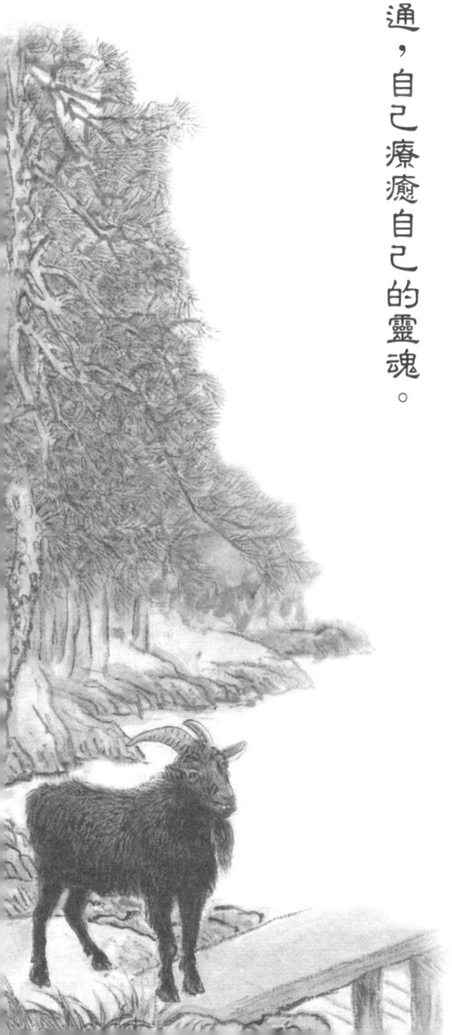

# 父親節禮物

一位72歲阿伯打電話來，咆哮：「吃那些藥，根本沒效，我要把藥退還。」氣呼呼的阿伯，從腰部到右腿、小腿都酸麻痛，已2年了。最近特別嚴重，連走路都寸步難行。吃了一包科學中藥後，沒有改善，就打電話來踢館。急性子就會傷筋，易暴怒，也會傷肝。是人天生就急性子嗎？幼童時，大家都是天真、可愛、快樂。為什麼長大會變了樣？

接過阿伯的電話，二話不說，請他把藥拿過來，我們就退費。那麼嚴重，那麼久的筋骨病，加上身體的退化，怎麼可能吃一包藥就會好？但是，人一旦對藥有質疑，那個藥的藥效，就難發揮，所以，就退了。

第3天，阿伯來複診，由女性朋友載來，拄著拐杖，走路一拐一拐的，表情非常痛苦！經過那位女性朋友的勸說，沒有拿藥來退，還加服強筋健骨的水煎藥，費用全由那位女士支付的。阿伯滿臉霸氣，怒目圓睜的，說他的腰腿筋骨，痛得要命，可不可以快點好？這樣的病情，要急也急不來。

## 針灸處理

阿伯在西醫復健了2年，怕痛又性情急躁，自然療效有限，陷入惡性循環。情緒急躁時，不利於針灸，先安神，針神庭、本神、太陽穴。70歲老人家要穩定陽氣，使勿外洩，針百會穴。阿伯整個背脊都筋緊，肌肉緊繃，要鬆筋，針天宗、陽陵泉、太衝穴。

腰痛與腎氣有關，老人家腎精不足，補腎，穩住腎根，針腎俞穴，15度角進針，與脊平行。腰痛及右下肢，找腰部，筋特別緊，肌肉較硬的地方，約針關元俞穴，2針齊刺，秩邊穴3針，3個角度進針，針尖匯集同一個點，加環跳、委中、承山、崑崙穴。針第4次後，加針湧泉穴。

阿伯針了6次後，終於露出笑容。以後每次門診，就喜歡和我聊天，聊陳年往事。阿伯年輕時，事業如日中天，年收入以億計。阿伯還有特殊的才華，可以用各種樹葉，吹出各種聲音和歌曲，還能吹出動物的叫聲，常常被電視綜藝節目，邀請去表演，曾和明星、名歌星、名主持人，同台演出，風流倜儻，風光得很！

民國88年，921大地震當時，他沒有救妻兒，自顧自的逃生。當妻子和3個兒子被救出之後，第2天就不見蹤影，不知道他們搬到哪裏去住了？一夜之間，他損失21億。妻兒離他而去，巨大的債務，壓得他喘不過氣，阿伯心想乾脆上吊算了。

正當阿伯把繩子繫上柱子，只見佝僂的老母親，雙膝痛得難以走路，竟向他下跪，還猛向阿伯磕頭，請求兒子，繩下留人！老媽老淚縱橫的，想保住家中命根子，那淒厲的哭聲，響徹雲霄，驚天地，泣鬼神，才救下了兒子。

原來阿伯是建築商，當時宣告破產，銀行帳戶裏不能存錢，一有錢入帳，馬上被提取。阿伯被債權人追討債務，追得緊，從此亡命天涯，到處躲躲藏藏！連老母親往生，都不敢回去祭拜。人生暴起暴落！說到這裏，扯著胸口撕心裂肺的痛，阿伯强悍的眼神，閃著淚光！

我問阿伯：「太太，孩子有找到嗎？」原來阿伯這些年來，從沒有去找妻兒，他也怕連累他們。隨著歲月流逝，愈老愈思念孩子。可是他沒有勇氣，也沒有臉去見他們。每一年父親節時，阿伯總是盼望奇蹟出現，希望孩子能來探望他，或只是打個電話給他，他都認為是，天大的父親節禮物。

人老了，還剩下什麼？剩下的就是，陷入生死和牽掛之中。世界最遠的距離，就是跟孩子的距離。就這樣，每年的父親節，等了又等，一年又一年，21年了，阿伯始終沒有收到父親節禮物。

＊＊＊

另一位患有甲狀腺機能亢進的53歲女士，開了一家小門市店。甲狀腺亢進的問題，經西醫治療後，變成甲狀腺機能低下，過與不及，都把生活搞慘了，醫生說要終生服藥。但老闆娘服西藥已2年了，整日提不起勁來，以前的精力旺盛，好像被偷走了。

老闆娘說沒有兩句話，就聲音沙啞，走沒幾步路，就會喘。注意力無法集中，記憶力更是日漸減退，擔心私藏的私房錢，有一天會找不到。視力越來越差，心跳變慢，新陳代謝也變慢，感到自己一直在老化。因為腹部容易脹，也沒有什麼食欲。店裏工作很忙，怎麼辦？有沒有其他的治療方法？

當老闆娘出現在診間時，長長秀髮飄逸，掛在面如蒙塵的頭上，頭如千斤重得難以抬頭，腳下無力的步伐，慢慢挪動，眼睛無力張開的下垂著，印堂青灰色。看去的剎那，好像看到倩女幽魂似的，令人起雞皮疙瘩！

有時候，病人的病，是醫療造成的，醫學科技這麼發達，為什麼甲狀腺機能亢進治療後，不能痊癒，還變成甲狀腺機能低下。這算是治病嗎？還是致病？製病？終生服藥是什麼意思？不想把病治好？判病人無期徒刑，把病人終生淪為醫奴、長期飯票？

## 針灸處理

甲狀腺以調節代謝，負責全身多樣系統活動，涉及心、脾、肝、腎經，多脾虛腎虧。心悸、胸悶、喘，針膻中、內關穴。調免疫系統，針足三里、三陰交穴。聲音沙啞，針外金津玉液穴、天突穴點刺不留針。甲狀腺位於頸兩側，兩側屬少陽，針陽陵泉穴。補下陷之氣，針百會、中脘、足三里、氣海穴。

補腎精，防老化提早，針關元、太谿穴。臉浮腫，針合谷、迎香穴。視力差，針睛明、攢竹穴。消化問題，針內關、公孫穴。直接刺激甲狀腺，頭皮針的頂中線、額中線，針約百會透向前頂穴，神庭穴透向印堂方向。並在甲狀腺上，直接針一針，兩側共2針。

針灸幾次後，老闆娘對醫生信任，常吐露病情以外的心聲。有一次老闆娘剛坐上診椅，就眼眶紅潤，眉頭緊皺，看去不像是病痛所致，我開口：「老闆娘，妳還好嗎？有什麼事嗎？」話剛落下，老闆娘的淚珠，就嘩啦嘩啦的掉下來。我拿衛生紙給她擦淚，輕撫她的背說：「惜惜喔！妳慢慢說，到底發生了什麼事？」

老闆娘擦一擦眼淚，說：「父親節快到了，我不知道要不要去探望父親？」我隨即回應：「想去就去啊！探望父親是天經地義的事，有這麼難？這麼猶豫嗎？」

原來那個父親好吃懶做，從不照顧妻兒。這還不打緊，父親搞外遇，為了爭奪財產，硬吵著老婆要離婚，強要老婆名下一半的財產。父親一去就是30年，從未回來探望孩子，而他要到的財產，竟可以不必工作，生活了30年，還綽綽有餘。子女都無法原諒父親，覺得他無恥極了，死不要臉！7個兄弟姊妹，都痛恨父親，誰都不想提到他的名字，更不要說是去探望他。

我聽了，很沉痛！問：「父親幾歲了？」老闆娘答說已88歲了。我接著說：「妳會提這個問題，表示妳很想去看父親，爸爸都88高壽了，可能來日不長。如果妳不去探望他，萬一父親往生了，妳會不會留下終生遺憾？」老闆娘陷入沉思，滿臉苦楚。

只要還有愛，傷痛就可以治癒。

我輕輕的說：「妳就原諒他吧！妳的原諒，將是父親節最有意義的禮物。」

老闆娘的心結如洋蔥，剝開，一層比一層嗆，嗆得睜不開心眼。兒時的傷痛，極度盼望生日、畢業典禮時，父親的身影能出現，可是父親一次又一次的，缺席，一次又一次的，讓人撕心裂肺！

老闆娘猶豫再猶豫，糾結再糾結，多年的親情鴻溝，跨不出那個沉重的腳步，一步比一步痛，老闆娘眼巴巴的看著父親節沉寂而過！血濃於水，變成血淡於水！

每個時代，都有每個時代的痛。沒有禮物的父親節，也是一種禮物！

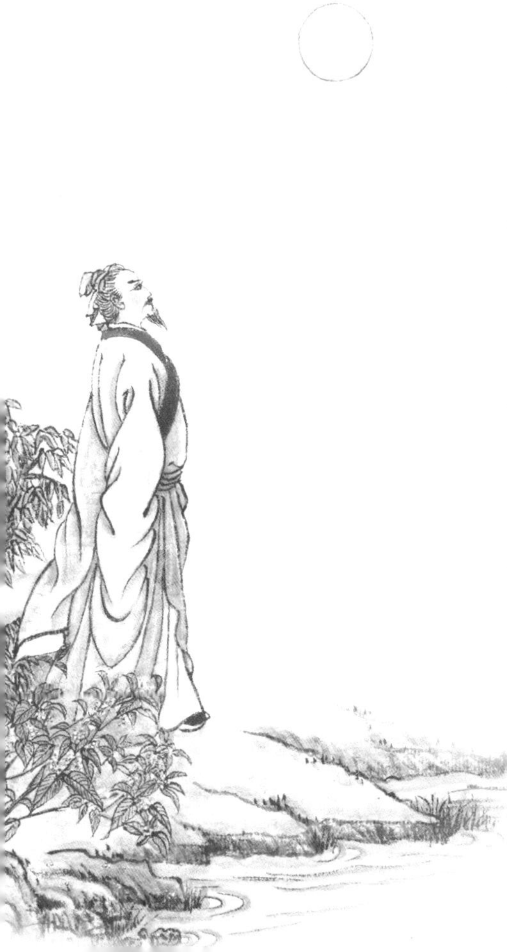

# 本詩將心托明月

不論世態多炎涼，人世多坎坷，每個人對被愛的渴望，永不停息。愛情是什麼？是不是只有三個字、三句話：我愛你（妳），我恨你（妳），對不起。

當乾柴遇到烈火，狂風遇到暴雨，打雷遇到閃電，縱橫交錯，擦出的火花，是個頑皮搗蛋的小鬼，它的名字叫愛情，喜歡遊戲人間，專門捉弄痴情人，忘了我是誰。

一位38歲的大姑娘，在服務業工作，經歷幾次，沒有韻味的戀愛史詩。在一次參加團體旅遊中，和一位男士的眼神，不期而遇，剎那間，竟心臟怦怦亂跳，閃電在倆人兩目兩心中，交錯，激光，瞬間爆炸，當遇到所愛的人的時候，時間就停止了，那種感覺真奇妙啊！

姑娘自此以後，就像綻放的花朵，春意蕩漾，笑得好燦爛，好美！好像整個世界都在笑，天空好藍，好藍啊！礦泉水好甜，好甜啊！

姑娘因為工作常要盯著電腦，又常滑手機，脖子老是僵硬。於是去西醫做復健，復健師用牽引器，幫姑娘拉脖子。當她感到一陣又緊又卡的時候，復健師說可以了。可是拉完脖子，頸部不但沒有鬆開，而且，左臉頰咬合處，好像不靈活，姑娘用鏡子一照，一看原來的蘋果臉，竟變長了，怎麼會這樣呢？

之後，姑娘吃東西，就怪怪的，咬合不利。說話咬字跟以前不一樣，有些發音轉的不順。最糟糕的是，有一次和同事說說笑笑，她迷人的笑容，竟被同事形容是奸笑。姑娘回家照鏡子笑，果真自己的笑容變了，生活好像也跟著亂了，心情鬱卒極了！還好，姑娘還有愛情的滋潤，緩解了身體的不適。

## 針灸處理

頸部酸緊，點刺大椎穴，不留針，因為要躺下來針。促進頸周循環，針風池、肩井、承漿穴。歪了的臉，針地倉穴橫刺，透向聽宮穴。咬合不利，顳顎關節痛，針率谷透曲鬢穴、下關穴。姑娘左臉頰漸變肌肉痙攣，針百會透前頂穴、神庭穴透向髮際、顴髎、迎香穴。情緒波動，針太衝、合谷、神門穴。補氣血，針足三里、三陰交穴。鬆筋，針合谷、陽陵泉穴。

美酒是不是只能淺嘗即止？有一天，姑娘一反往常，那個燦爛的笑容，變成苦瓜臉。我問她：「妳還好吧！和男朋友嘔氣了嗎？」沒等我說完，姑娘的淚水，像沒關緊的水龍頭，嘩啦嘩啦的流個不停，我拿衛生紙給她擦淚都來不及，遞過4、5次，我緊握姑娘的手，幫她強力揉按合谷穴，她才緩和下來。她的愛情和臉一樣，走了樣。

姑娘抽泣的說，男朋友有家室，有2個小孩，一個3歲，一個5歲。當初倆人交往時，男朋友說，他正和妻子準備離婚，所以姑娘就放情放肆的，託付終身給他，以為找到了眞愛，對愛情充滿了幻想，感到自己幸福滿滿的。

但一年過去了，男朋友約會照常約會，家庭生活照常生活，離不成婚的理由，照樣一大堆。姑娘不想當第三者，小三，痛苦不已！

我輕輕的說：「妳有沒有想過？男朋友真的離婚了，妳們的愛情，會不會很快就被現實踩扁？現實是很殘酷的，血淋淋的。他那2個孩子，還有柴米油鹽醬醋茶，可能就撕裂了妳的生命。況且，妳到現在，還沒下過廚房，還沒有過帶小孩的經驗。」姑娘說，沒想那麼多，只知道很愛他，愛到不能自拔！

自幼喪母的姑娘，沒娘教她，關於感情的事，需要有人拉她一把。我接著說：「就算妳的愛很偉大，妳們真的結婚了，妳真的願意為他付出一切，照顧他的家庭。

先想一想接下來的問題：

❖他的孩子，此時最需要母親的照顧，最黏媽媽的時候，突然失去母愛，他們會接納妳嗎？

❖他的孩子會不會恨妳？恨妳把爸爸搶走，恨妳把媽媽趕走？會不會常常搞花樣整妳，洩恨？

❖被趕走的老婆，會不會不甘願，想方設法的吵鬧，弄得妳雞犬不寧，雞飛狗跳？

❖離婚的贍養費，變成家計，家中的經濟有妳的一份，要養他的孩子，還要養他的老婆，妳願意嗎？

❖當妳有了自己生的孩子，妳還會疼愛前妻所生的孩子嗎？

❖妳有能力處理，2個不同媽媽所生孩子，他們之間的種種問題嗎？」

姑娘聽了，愣住了，她沒想過這些問題，是愛情沖昏了頭嗎？我接著出擊：

「最關鍵的是，妳要不要搞清楚：

❖他們要離婚的原因是什麼？有可能那也是將來造成和妳離婚的原因。

❖如果男朋友，如妳想像的那麼好，那他老婆怎麼捨得離開那麼好的男人？

❖到了最後關頭，妳要不要大膽的，約他老婆出來喝咖啡，很小心的探個究竟？記得給彼此留點後路，如果不能把握分寸和情緒，不要輕易嘗試這最後一招。

❖說不定，會不會男朋友和妻子的感情好得很？

❖有沒有可能，男朋友只是一時的迷失？或只是和老婆吵架，感情的空窗期而已？

❖說不定，男朋友捉弄了2個女人的感情，否則，不會一年了，還沒動靜？」

說完，自己也很疑惑，我會不會太雞婆了？這有關5個人的幸福，心裏受創傷，身體就會跟著出問題。心裏盤算一下，也許只要姑娘放手，就可拯救，另外4個人的感情糾葛和痛苦。

當姑娘再逼問男朋友，為何遲遲未離婚時，男朋友說，小孩還小，等小孩長大，再和她結婚，一句「對不起」，底牌翻天。那是要等幾年啊？姑娘一直想生小孩，要等到姑娘無生育能力？男朋友把老婆當保姆嗎？這男人到底是欺騙了他老婆，還是欺騙了姑娘？狐狸尾巴終於露出來了，剎那間，姑娘感情崩潰了！

可是，姑娘一邊恨著男朋友，恨他欺騙玩弄自己的感情，一邊又不斷的想著男朋友，在恨中相愛，猶如抽刀斷水水更流，日夜煎熬。付出的感情，哪有辦法說收就收，說斷就斷？姑娘吃不下、睡不著，整天魂不守舍，梨花帶雨，哭得像淚人。

姑娘幾經煎熬，最後「痛」下決心，退出三人行，痛不欲生！

我緊握著姑娘的手說：「妳要勇敢！妳做了一件最聰明、最慈悲的決定。妳拯救了無辜的孩子，也拯救了和妳同樣是女性的女人，趁她還沒發現丈夫出軌之前。也救了妳的男朋友，最大的愛是成全，不是剝奪。最重要是拯救了妳自己，免於陷入一場人生的大災難。」可姑娘的淚，還是停不下來。

要如何打破這僵局？我笑著問：「妳知道家庭的馬桶，是做什麼用的嗎？」姑娘的眼神，好像在說，這是三歲小孩，都會回答的問題，有什麼好問的。其實，馬桶的學問可大了呢！我等了一下，自己作答：「放下。」姑娘聽了，破涕為笑，哈哈大笑！

隨之，我用嚴肅的口吻說：「妳不要把別人的錯誤，拿來懲罰自己。眼淚是很珍貴的。有的人，不值得為他，掉一滴淚！」姑娘突然回神，自己把眼淚擦乾。

一場愛情風暴，風花雪月，如夢幻泡影，就在悔恨交加中，漸落幕。

「落花有意隨流水，流水無心戀落花。」怨誰？

「本詩將心托明月，誰知明月照溝渠。」恨誰？

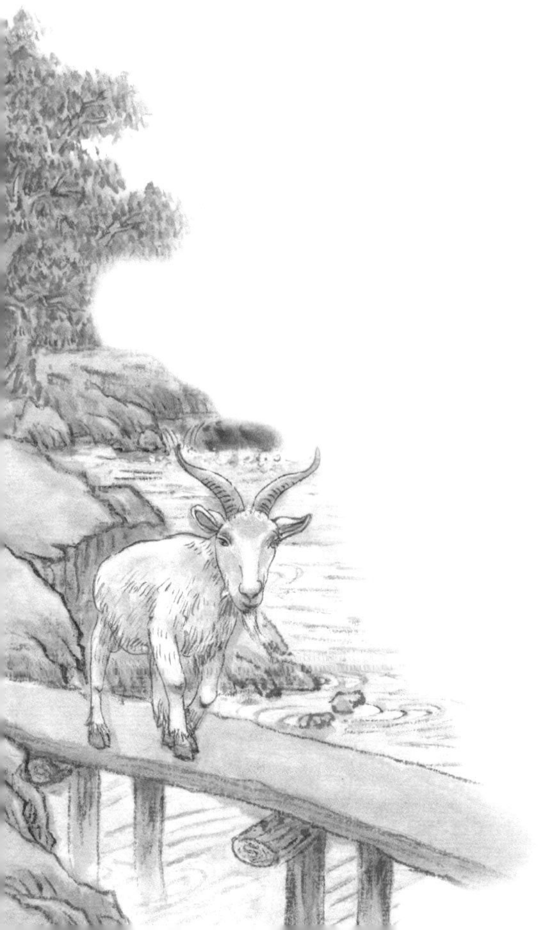

# 肺腑之言

世界上有許多感人肺腑的事。一位80歲老媽，因腰酸，腳無力，去找了幾位中西醫師治療，老媽覺得不滿意，吵著孩子要帶她去給朋友介紹的，中部一位中醫師看。孩子覺得老媽只是老化現象，就近復健即可，幹嘛要跑那麼遠去治療，大家事業都很忙。

老媽鬧彆扭，幾天都不太講話，擺個臭臉，喃喃自語：都是沒心沒肺的東西！最後是老大養女，從南部帶老媽來看診。親生的弟妹們都疑心，大姊別具肺腸，動機不良，是不是為了爭財產？大姊撕心裂肺的，吞著異樣的眼光，為了報答養母養育之恩，劌心刳肺，費心思的打理一切行程。

老媽經過2個月的調理，雖未痊癒，已無大礙，念及年老，勸老媽就近保健即可。而大姊好心做了驢肝肺，被扭曲。但好心終會有好報，大姊看老媽身體恢復得不錯，心動了。大姊說，她所帶老媽去看的醫生，大部分不太敢幫老人家針灸，針灸也多只針幾針。第一次，驚見醫生如行雲流水的針法，老人家還沒感到痛，就針好了。破除了大姊對針灸的恐懼心理。

大姊咳嗽已10多年，心想是不是也該來針灸一下。醫生說她得的是慢性阻塞性肺炎，不會好，要終生吃藥，除非移居到空氣好的地方。大姊心想，大家都住同一地方，別人也沒得相同的病，而且，搬家豈是說搬就能搬的，況且，現在哪裏是淨土？大姊吃了10多年的西藥，仍然咳不停。大家見了她就躲，讓她很是傷心！

大姊來診時，敘述病情，還有其他症狀，常胸悶，話說多一點就喘，走路多走一點就喘，運動後喘得更厲害，晚上常因呼吸不順暢而睡不好，有時陣咳，痙攣咳，咳到聲啞，很是苦惱！

## 人體最大的器官——肺

❖肺由肺葉、支氣管、小支氣管、肺泡管、肺泡等組成。

❖右肺：分上葉、中葉、下葉三部分。肺葉如同濕海綿。

❖左肺：分上葉、下葉二部分，左肺內側含有心臟，比右肺體積小。

❖氣管像人字形，分成兩大支氣管，各自進入肺臟，像樹枝分枝到呼吸細支氣管，與肺泡連接。從氣管到肺泡，分級達23層，如同血脈相承網路，道地的窩囊肺。

❖肺泡形狀：是一種極薄的小袋狀組織，約長0.2公釐。

❖肺泡功能：將吸入的空氣，和血液中的氧與二氧化碳交換。

❖肺泡總數：約3～5億個，面積約達70～90平方公尺，約21～27坪，約如一般小家庭的房子。肺泡面積比皮膚總面積（約1.6～1.9平方公尺）還大。

## 肺的艱鉅任務

❖為要完成各種組織器官、肌肉運動、新陳代謝等等的生命活動，人體的血液，必須不斷的供給各類細胞氧氣。細胞經過化學反應，所產生的二氧化碳，也必須由血液運輸。呼吸器官的任務，就是提供氧氣，排出二氧化碳。

❖ 肺的功能，隨年齡而增加，約20～30歲即到頂，之後，開始下降。人體缺氧1～2分鐘，心臟隨缺氧而停止跳動，腦細胞因缺氧而昏迷。

## 什麼是慢性阻塞性肺炎

❖ 肺的呼吸道，氣流受阻塞，氧和二氧化碳，無法順利進出呼吸道，是一種無法以藥物完全恢復的疾病。

❖ 世界衛生組織預估，2020年慢性阻塞性肺炎，將僅次於心臟病、中風，躍升為全球第三大死因。

❖ 全球每年約有300萬人，死於慢性阻塞性肺炎，約占全球死亡人數5%。全球40歲以上人口，約有1/10的人，罹患慢性阻塞性肺炎。全球每10秒，就有1人死於慢性阻塞性肺炎。

❖ 台灣一年約有5千人死於慢性阻塞性肺炎，2018年慢性阻塞性肺炎，列為台灣十大死因第七名。

## 慢性阻塞性肺炎的症狀

❖ 長期咳嗽，咳血。在清晨、冬天時期，情況惡化。
❖ 痰多，不易咳出，呼吸道長期慢性發炎，以致肺黏性分泌物痰液增加。
❖ 呼吸費力，常感到吸不到氣，運動時易氣促退喘。
❖ 桶狀胸（胸部圓如桶子狀），胸悶，靠近肋膜處的胸痛。
❖ 杵狀指，下肢水腫。

## 為什麼會慢性阻塞性肺炎

❖ 抽菸：為最重要的危險因子，占80%～90%，尼古丁物質抑制纖毛運動，使痰不易咳出。15%的吸菸者罹患慢性阻塞性肺炎。被確診為慢性阻塞性肺炎者，仍有4成「趕死隊」，繼續抽菸。

❖長期暴露在有害物質的環境：二手煙、空氣污染、矽、煤、棉絮、粉塵、石化工業污染、化工污染。

❖遺傳：天生缺乏保護肺的，抗胰蛋白酶。

❖慢性支氣管炎：肺支氣管中，白色黏液泡沫，分泌增加，慢性發炎連續達2年以上。

❖呼吸道長期發炎：因氧、二氧化碳，無法順利進出呼吸道，使支氣管、肺泡，反覆長期發炎，以致造成無法恢復的呼吸道阻塞。

❖老人：肺功能退化，中老年人為危險群。

## 慢性阻塞性肺炎的併發症

❖缺氧症：頭暈，頭痛，失眠，昏睡，神智不清，發紺（指甲手部變紫），心跳不規律，心臟衰竭。

❖易感染肺炎：因呼吸道分泌物積聚，難以排出所致。

❖ 肺氣腫：肺細支氣管與肺泡，因呼吸道阻塞，空氣滯留，肺泡破裂，形成大氣囊，造成腫脹。肺的彈性因此減弱，吐氣困難，不易咳嗽。

❖ 易自發性氣胸：肺氣腫後，肺泡破損，空氣進入肋膜腔，造成氣胸。

❖ 慢性肺心症：肺動脈高壓，加上血液黏稠度增加，致右心室擴大，工作量不斷增加，過勞成疾終致右心室衰竭。

❖ 心血管疾病：約1/3慢性阻塞性肺炎患者，同時患有心血管疾病。

❖ 睡眠呼吸中止症：睡眠時低血氧，呼吸量不足，睡眠困難。

❖ 全身器官組織一同遭殃：由於肺的氣體交換功能降低，呼吸功能漸惡化，全身組織細胞無法充分獲得氧氣，而影響細胞運作。

❖ 營養不良：因大量能量消耗，食欲差。

## 慢性阻塞性肺炎的預後

❖ 病態性削瘦：重度肺阻塞，肌肉量變小，伴骨質疏鬆症。

❖全身發炎反應：重度肺阻塞，得高血壓、心臟病、糖尿病的機率增加。

❖急性惡化：中度慢性阻塞性肺炎，每3年，約有2次惡化，多因呼吸道感染了鼻病毒、腺病毒、肺炎鏈球菌，感冒，肺炎，支氣管炎。

❖右心室衰竭：末期，血液中含氧量過低，二氧化碳過多，嚴重時，造成右心室衰竭。

❖全身性病變：肺泡長期反覆發炎，造成無法修護的永久性傷害，最終演變成全身性病變。

❖插管仰賴呼吸器：末期，因呼吸衰竭，插管仰賴呼吸器，最終仍可能不治。

## 針灸處理

《內經》說：「肺者，臟之蓋也。」肺為華蓋，即肺的地位最高，覆蓋保護內臟，抵禦外邪。喚醒肺的華蓋功能，針華蓋穴，此穴針第3次後，留針3天。胸悶，開胸膈，針膻中穴。胸痛，尋找肋膜附近的壓痛點，針阿是穴。

呼吸道的阻塞，循任脈在胸骨上按壓，尋找最痛點，或指下較有阻力、較粗、較腫脹處，用點刺或直接針刺阿是穴。呼吸道的阻塞，必有瘀，祛瘀，針血海、三陰交穴。患此症久病多虛，補虛，針百會、關元穴。鼻為肺竅，宣肺，加强呼吸道通暢，針迎香穴。呼吸不順，針內關、膻中穴。

咳嗽易喘，針中府、魚際穴。化痰，針豐隆、足三里穴。助排痰，針肺俞、厥陰俞、心俞、中府、膻中、巨闕穴，輪用，其中肺俞穴還可刺激交感神經，擴張支氣管，此穴不可深刺，以免誤入胸腔，損傷肺臟，亦可用快速點刺後，不留針。預防感冒，針風池、曲池、合谷、足三里穴。

出現下肢水腫時，針陰陵泉、三陰交、太谿穴。睡眠不安，針印堂、內關穴。呼吸中止症，天突穴點刺不留針，加針外金津玉液、廉泉穴。久病易營養不良，針三陰交、公孫、足三里、內關穴。

## 特別囑咐

❖肺為嬌臟，惡寒，少吃冰品冷飲、寒性食物。注意前胸、後背、頸部保暖。

❖少吃含糖的食物及飲料，糖類所生的二氧化碳，比脂肪、蛋白質還高。

❖少吃高脂肪食物，以免血中二氧化碳過高。宜少量多餐。

❖少吃含酒精性飲料、含咖啡因飲料，以防大量飲用，利尿太過而脫水。

❖少吃產氣食物，減少腹脹，影響呼吸。並少吃易生痰的牛奶、水果。

❖助排痰，按摩肺相對於後上背的部位或穴位，肺俞、厥陰俞穴，及前胸的中府、膻中穴。或空拳拍鎖骨下處，36下。

❖化瘀阻之氣，沿督脈後背按壓，有硬處、有痛處，按摩至硬變軟，或痛減輕。

❖喉為肺之門戶，多唱歌以養肺宣肺。唱歌時用腹式呼吸。

❖運動要量力而為，勿激烈運動。運動中出現頭暈、喘、心跳加速、呼吸不順、指甲發黑，要立刻停止運動。

❖勿養寵物，以免動物毛髮皮屑，引發過敏、氣喘。

❖注意家中勿濕氣太高。減少彎腰提重物。保持每天大便通暢。

❖勿常照X光片，日本岡田正彥教授研究指出，照一張X光片，增加肺癌機率5.4%。照X光片，是罹患癌症病因的第四名。

訓練呼吸法

❖肺本身無擴張的力量，須藉由胸廓、橫膈膜的運動，加以伸縮、吸入、排出空氣。

❖一般呼吸，約1分鐘15～20次左右，可藉由意識性加以改變。年齡愈小，呼吸次數愈多。可因興奮、運動、發燒等原因，呼吸次數增加。

❖無意識的呼吸，只用到肺50%的機能。有意識的呼吸，能調節自律神經，平衡交感與副交感神經。

❖一天中養肺最好的時間，是早上7～9點，宜做有氧運動，呼吸運動。

❖呼吸訓練，初期次數少，後漸增加，勿操之過急，以吸氣，屏住氣，吐氣多的方式進行。

❖腹式呼吸：以橫膈膜、腹肌的運動為主。鼻子吸氣時，腹部向外突。吐氣時，噘著嘴，腹部向內收內凹。

❖胸部呼吸：以胸廓運動為主。吸氣時擴胸，吐氣時恢復原狀。

❖上肢呼吸：雙手舉高，吸氣；雙手放下，吐氣。以緩喘為宜，1天3次，每次10分鐘。

❖步行呼吸：走路時，吐氣；停下腳步時，吸氣。一天約做15分鐘。

❖爬樓梯呼吸：向上爬時，吐氣，停下時，吸氣。一天約做10分鐘。

❖鼻子呼吸：手壓單側鼻孔，用另側鼻孔吸氣，吐氣，左右交換。

大姊針灸很勇敢，第一次針灸完，有說不出的沁人肺腑，開胸舒坦的愉悅。之後每周針灸1次，配合服水煎劑。針灸第2次，咳嗽大量減少，重拾對人生的希望，不再鬱鬱寡歡，不必逃避人群、親友。但是一旦吃到冰品瓜果，熬夜，情緒激盪，馬上劇咳，嚇到了！從此學習寬心利胸膈。

針灸2個月後，適逢新冠肺炎疫情，不敢出門，怕咳嗽嚇到人，停止針灸，服水煎劑一個月保養著。之後，自行注意養生，一切都還順利平安。

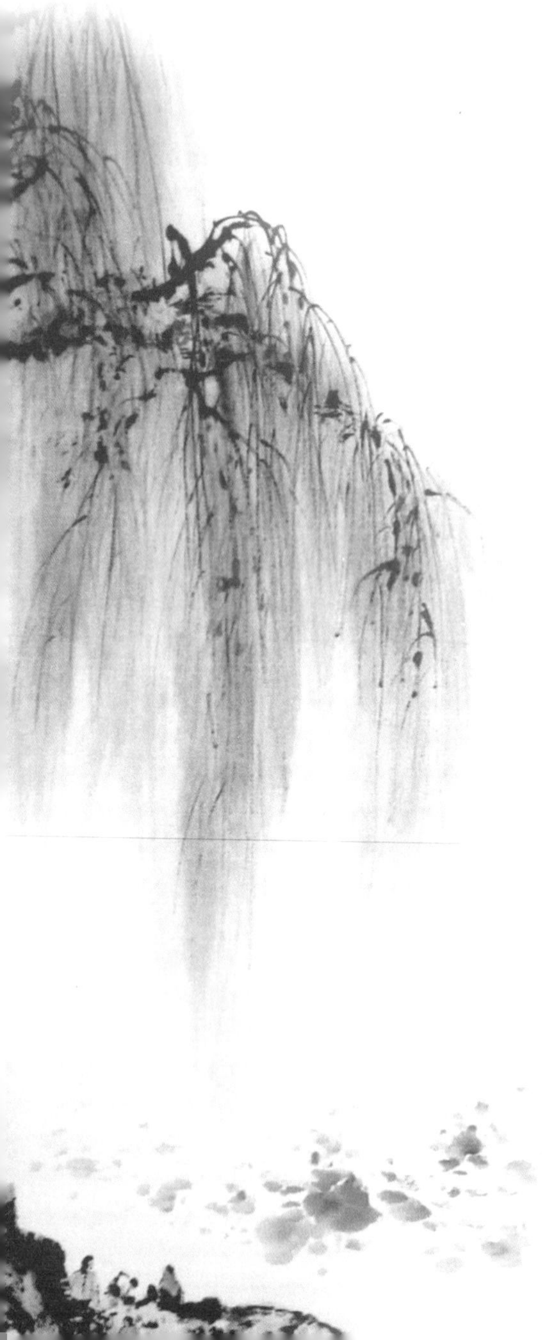

# 滿地陽光涼了

親情、愛情、友情，如果沒有了金錢，一切會變成什麼？別墅、花園、佳餚，如果沒有了健康，一切會變成什麼？

一位學校校長，個性豪邁，笑聲爽朗，精明能幹，很有領導魅力，人際關係網很廣。從初為人師，一路拚到校長，如旭日東升的陽光，滿地燦爛。校長65歲了，屆齡退休，精神體力都還健旺。

校長夫婿是商人，事業飛黃騰達，購置十幾間店面出租，在風景名勝處，還有船屋，假日常爆滿。福澤及於3個孩子，生活優渥。商人沒有重利輕別離，校長與夫君相約一起退休，享受成功後的成就，遊山玩水，不亦樂乎！

先生家鄉在大陸，衣錦還鄉，慷慨解囊，給家鄉學校蓋教室，鋪馬路，受到鄉人極大的歡迎。並選一個風景秀麗，有隱隱青山、迢迢秀水的地方，蓋間別墅。一畝小園，種花，種樹，種春風。閒雲野鶴飛揚，遠山含笑霧滿天，湖水悠悠如詩畫。就這樣，鳳凰于飛，兩地往返，如候鳥，半年住台灣，半年住大陸，愜意任我行。

因為別墅環境太宜人了，校長乾脆賣掉台灣所住的房子。大部份時間住在大陸，樂不思蜀啊！

校長退休後，最喜歡參加的活動是同學會。小學的情誼，在歷練人生過後，越久越醇越濃。校長每會必參加，每年同學會都在點名，隨著年齡，到場的人數，漸遞減，後增加，增加的是陪伴的外勞。大家都很珍惜，卸下社會面具及家庭重擔後的真誠情感。

小時候，我們的世界只有幾公里，倆小無猜，大家都是好朋友。長大後，我們的世界變大了，我們與千萬人擦身而過，卻難找到可以談話的靈魂。

## 針灸處理

要參加同學會前，校長一定先來作針灸保養。校長患有高血壓，可能個性爽朗，生活閒逸，到70歲了，還算平安。保養高血壓，針百會、風池、曲池、足三里、太衝穴。校長很愛漂亮，每次來，就要我幫她臉上皺紋整一整。抬頭紋，針陽白穴。眼尾紋，針瞳子髎穴。法令紋，針迎香、巨髎穴。嘴角紋，針地倉穴。笑紋，針顴髎穴。最後總收紋，針承漿、合谷穴。

校長準備了幾首歌曲，想獻唱高歌，但有些高音快拉不上去了，針中渚、廉泉、華蓋穴。開一場同學會，一整天下來，需要耗很多精力，補氣血，針足三里、三陰交穴。

校長75歲後，一臉福像，笑起來，眼睛只剩一條線，好像彌勒佛樣。她經不起同學誘惑，相約去割下垂的眼皮。手術後，一周了，眼睛紅腫不退，眼皮很緊，要我幫她消腫，針攢竹、絲竹空、太陽、血海、三陰交穴。眼皮上的一刀，把校長的韻味全改了，眼白變多，眼肌僵硬，看人都好像在瞪人，失去了往常親和力的慈眉善目。

有一次，校長來針灸，講話的聲尾有喘音，尤其她那大嗓門，大笑後的聲尾喘音尤其明顯，我特別叮嚀校長：「同學會情緒不要太高漲，妳的血管、心臟的心氣，已跟不上妳的豪情。不要吃冰的，更不要一下吃冰品，一下又喝酒。」校長揮一揮手說：「不用擔心啦！我好得很。」

小心駛得萬年船，大意失荊州，馬虎失街亭。

校長有一次來診，滿臉通紅，說話有些喘，眼睛有點血絲。我說白了，嚴重警告校長，她有中風的前兆，要她參加同學會時，嚴禁酒品、冰品，還有辣椒。校長馬上說：「不能吃辣，不是要我的命嗎？沒辣，怎麼吞得下去？」愛吃辣的校長，一樣的豪情，一樣的笑聲，不一樣的結果。

就在同學會後的第二天，校長中風了。

人生如瓦盆，打破見真空。

人生如品酒，千般強滋味。

人生如飲醋，萬般辛酸酸。

校長中風了，大陸回不去了，自己擁有十幾間房子，卻沒處落腳，3個孩子沒有人接納她。更沒人帶她來針灸。校長在醫院住院復健，按健保規定只能住一個月，期滿後，換另一個醫院去住院。就這樣，校長在醫院間，搬來搬去，像遊牧民族，逐水草而居，生命擺盪來擺盪去。

先生先租個小套房安頓，校長的中風，讓先生措手不及，無法面對突發的重大打擊，好像失去了依靠，而抑鬱寡歡。患難見真情，孩子到醫院，不是去探病，是去爭財產，簡直是雪上加霜啊！大家都怕一家之主，校長，萬一有個三長兩短，財路不明。趁老媽意識還清醒，先把財產分了，不然，遺產稅高得嚇人。

世間只有二件事物不能直視：太陽、人心。

惡意的子彈已經上膛，子彈飛向誰？財產要怎麼分？校長出了個主意，屬店面的財產，誰能賣到最高價，就歸誰。於是3個孩子各自找仲介公司，頻頻進出店家，完全不顧人家正在作生意，讓承租人不堪其擾。這個方法好像行不通。

3個孩子，在校長病床旁吵架，吵得很凶，甚至打架，使校長頭痛不已，難以養病。武打片招式不斷，孩子鬧到警察局了，照打不誤。告到法院，還在吵，庭內吵，庭外打。已80歲的老爸，看到孩子的作孽，痛心疾首，受到很大的刺激，精神出現恍惚。

其中有一位孩子，很機靈，見狀，趕緊帶老爸去醫院鑑定，評量結果，精明睿智的老爸，竟得了老年痴呆症。於是，老爸名下的財產，全由老媽校長作主，所以孩子爭財產，集中火力於校長身上。

校長行動不便，不得已，被迫最後簽下委託書，財產買賣，委託給其中一個孩子。贏得代理權的孩子，才在醫院附近租間房子，便於校長作復健。3個孩子，比仇人還仇視，怎麼會這樣？往日的手足之情哪去了？幾年過去了，3個孩子見面就吵架、打架，官司還在打，彼此還在互相告。

校長見到孩子，親子間竟如此陌生，從沒想過，事情竟會變成這樣？萬箭穿心，無語問蒼天？滿地陽光，涼了，從此不再有笑聲，慢慢老淚也已擦乾，只剩秋風秋雨愁煞心！

親情，愛情，友情，沒了金錢，一切變無情。
別墅，花園，佳餚，沒了健康，一切變浪費。

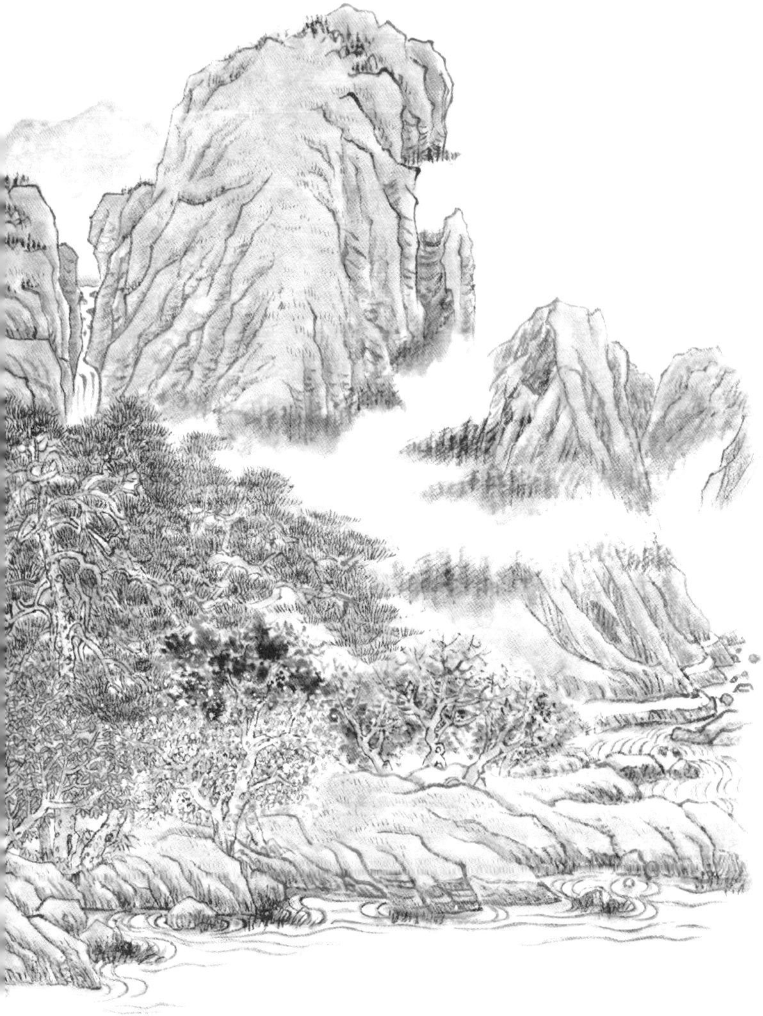

# 迷雲遮慧月

全世界78億人，在茫茫人海中，冥冥中，有一個人，於千百萬年中，不早不晚的，在一個地方，等著你的到來。人間的相遇，都是千年久別的重逢。圓遠緣，天南地北燕雙飛，歡樂趣，離別苦，誰將迷雲遮慧月？

一位38歲女士，在電腦公司擔任設計師，聰明伶俐，上司交代的事，都能如期完成，是個精英幹部，又長得甜美，配上一頭烏溜溜的秀髮，才貌雙全。一位小設計師9歲的年輕小伙子，一下子就被她吸引了。愛神牽著兩人的手，住在同一屋簷下，不管他人奇異眼光，這對愛侶在愛的小窩，同居了11年。

有一天，設計師右乳頭出血，她嚇了一大跳！因為不想給西醫看，擔心乳房會被切除。雖不曾看過中醫，還是願意選擇看中醫。但吃藥後，胃很不舒服，換了幾位中醫，仍是如此。最後有人介紹她，去看一位老中醫，醫生開水煎劑。設計師吃老中醫的藥，很順利，乳頭出血也停了。於是，繼續在老醫師那裏，保養了半年，一切平安。

後來，老醫師因天年已到，壽終正寢，返回天鄉。設計師想想，可能自己的乳房問題，調得也差不多了，療程就告一段落，停止治療。平安的，就這樣過了4個月。設計師的乳頭又開始出血，有時還流出淡黃色分泌物，她又開始緊張起來。經打聽，上網搜尋，決定南下去看一位小醫生。

當設計師出現診間時，長長的秀髮飄逸，掛在眉頭緊皺的頭上，哀愁的眼神，緊張的陳述她的病情。設計師把老醫師的藥單，拿給我看，她問：「還能不能服這帖藥？」我拿來一看，算一算，總共有48味藥，心想病情很嚴重嗎？怎麼需要那麼多味藥來調整？不知道老醫師的治病思路是什麼？

當我檢查設計師的乳房，右乳房靠外側，有一塊約五元硬幣大的硬塊，稍凹凸不平，移動沒有很順利，而且病灶表層皮膚色較暗，表示乳房裏面發炎，經久不癒，伏邪成巢，邁向初期乳癌。設計師那雙美麗的眼睛，好迷惘的直問：「我這是不是癌症？會不會好？」

我請設計師稍安勿躁：「妳的乳房看起來，問題不算太嚴重，有很大的治療空間。但需要妳配合治療，至少每周來針灸1次，尤其是前3個月，要服水煎藥。」設計師立即回應：「我住北部，好遠哦！可能沒辦法每周來。我對藥很敏感，稍微吃不對，人就會很不舒服。」

我告訴設計師，針灸是很必要的，針灸可以將藥氣引至病所，亦可調全身機制，治病是整體考量的。藥主要專攻病灶，吃藥配合針灸，療程可縮短一半。我先幫設計師針灸，開3天科學中藥，交代一些應注意事項，給她時間考慮。

一個月後，設計師才出現，由先生載來。她說針灸當天，乳頭就停止出血了，吃了藥，沒有不良反應。原本嫌遠，回北部，看了幾位醫生，最後考慮，還是回來給我看。說是這樣說，設計師還是一去，一個多月不見蹤影，這要怎樣治病？這種搖擺心理治不好病。

我鄭重的告誡她：「妳不安下心來治病，不但耽誤病情，還浪費時間和金錢，並讓每個醫生都在試藥。如果三心二意的看診，就不要再來了，這樣的行為和心態，正是病不好的原因。」設計師臨走前，我說了一句：「妳很聰明，但不要聰明反被聰明誤。」又過了3個月後，設計師才決定要給我治療。

## 針灸處理

先安那顆左右搖擺的心，兼治失眠，針神庭穴對刺、神門穴。胸悶、胸緊感，針內關、膻中穴。乳房硬塊，針肩井、天谿穴。乳頭出血，引乳汁下行，針血海、三陰交、公孫、湧泉穴。疏通乳房經絡，以肝、胃經為主，針太衝、足三里、三陰交、合谷穴。

設計師因常低頭工作，肩頸酸硬，針風池、曲池穴。補腎水，以水涵木，針關元、湧泉穴；乳房問題多為太陽、少陰兩感之症，太陽在經，針百會、風池穴；少陰在臟，針關元、湧泉穴。

有一次，設計師愁眉不展，我問她：「發生了什麼事？」原來她先生要考證照，她擔心先生考不過，已一個禮拜睡不好。我聽了直接說：「小姐，要對先生有信心，妳的擔憂，妳的愁容，對先生是個壓力。戰場上、考場上，勝敗是兵家常事，只要努力就好，成事在天，妳當他是小孩啊？」

又有一次，設計師哭喪著臉，我問她：「又發生什麼事了？」原來先生去應酬，很晚快12點才回家。我回答：「妳抓先生抓那麼緊，會令妳倆窒息的，先生偶爾應酬，有什麼關係？偶爾晚一點回來，有什麼關係？有回家就好。而且先生還那麼年輕，精力正旺盛，倆人感情再好，也要留給彼此，私人空間和隱私，感情才會持久。」

設計師才說，有一次先生去應酬，回來時身上有香水味，經過她追查，發現先生出軌。雖然先生事後保證，絕不再偷腥。可是，從此以後，只要先生晚點回家，她就七上八下的。我用很嚴肅的表情和口氣說：「妳知道妳的乳房，為什麼會出問題嗎？」設計師滿頭霧水的搖搖頭，那不是醫生的事嗎？我繼續說：「妳呀！妳知道嗎？妳的乳房裏住的全都是猜忌、妒火、怒火小精靈，一直在折磨妳。」

設計師還是很不甘願的樣子，我說：「妳大先生9歲，先生長得那麼帥，又沒有正式結婚，妳的不安全感，隨著年齡越大，花容越失色，變成了猜忌，愛生悶氣，影響乳汁轉化成月經下行，常卡在肝經，又木克土，也讓胃經受魚池之殃，最終造成乳房問題。如果結婚證書可以給妳安定感，妳就給自己的感情一個名分，對雙方感情有個交代。」設計師的臉色，一陣紅暈，醫生怎麼看出自己的隱憂和秘密？

我話還沒說完：「妳很聰明，先生的一舉一動，難逃妳的鷹眼，妳可以馬上看穿他的把戲。如果妳與風作浪，就會傷了彼此的感情。同居11年了，先生的感情還伴在妳身邊，妳還要怎樣？妳的聰明，沒有轉成智慧，妳的愛就是枷鎖，而妳自己也在自己聰明的旋渦中打轉，走不出來。」

下次回診時，設計師那雙迷人的眼睛，迷茫的問：「醫生，你上次提及我聰明，但沒有智慧。我要怎樣轉成智慧？」我看了看她，笑了笑。

我想了一想，說：「其實每個人的本性都是智慧的，我性本明，出生的刹那，已具足一切美好。只是長大後，我們漸陷入集體無意識中，而被洗腦，被奴化，被七情六慾給蒙蔽了，被塵世亂象給污染了。」設計師靜靜的聽著。

我繼續說：「停下來，想一想，把人生整理一下：屬於上帝的，丟給上帝；屬於別人的，還給別人。丟一丟，剩下的，才是自己的。自己只要善良，盡力就好。好事，欣然接受。壞事，坦然面對。事情和生活，就變得簡單了，智慧就會塵淨光生。」

設計師滿臉疑惑，問：「那智慧是什麼？」我的理解是：「智慧是一種境界，一種心境，每個人境界都不同。我想智慧是一種心靈的平安。該奮力向前時，義無反顧，卻知道適可而止，成功不必在我。懂得人情世故，卻不失赤子之心，隨緣自在，順其自然。看破不說破，知道每個人都有掙扎與痛苦，都在苦戰，悲天憫人，處處留人餘地，無求而自得，不求積功德、回報、福報。」

「接受自己和人生的不完美，跟自己和好。心存『眞善忍』。雨果說：世界上最寬闊的，是海洋；比海洋寬闊的，是天空；比天空寬闊的，是人的心靈。有空抬頭翹望天空，低頭看看自己，就會覺得自己多麼渺小，沒什麼好計較的。好好的愛，好好的活吧！」

設計師一陣迷茫，覺得好難，我說：「別急，羅馬不是一天造成的，只要努力，總有一天，本性覺醒，會超凡脫俗的。那是值得一生去追求，去努力的。我也在努力中。」設計師經過一番心靈的掙扎，終於擺脫愛的陰影，來診時不再烏雲密佈，看去漂亮多了，親和多了，乳房的問題也跟著改善。

生命常在迷雲中，何時雲開霧散，雲淡風清，

讓慧月大放光彩？

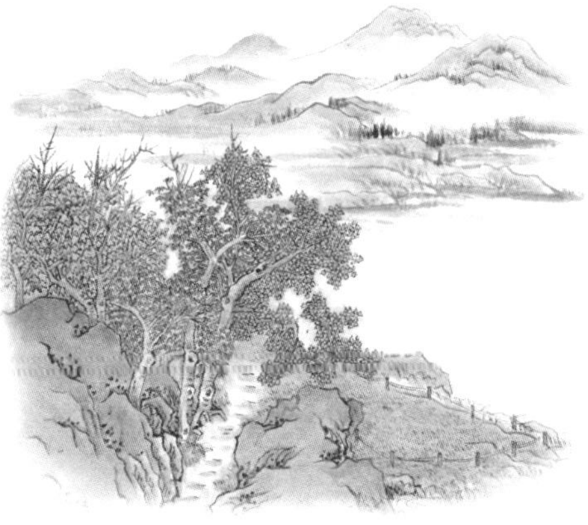

# 心臟高速公路

死亡時刻，傳統的標準：心臟停止跳動，呼吸停止，瞳孔對光反應消失。醫學界可以讓人活著，而心臟停止跳動。心臟功能出了問題，現代醫學有飛躍性的科技發展，可以在心臟上，另闢一條高速公路。

《內經》說：「心藏神。心者，君主之官，神明出焉。」在五行，心為君火。《內經》又說：「主明則下安，以此養生則壽。」「主不明則十二官危，使道閉塞而不通，形乃大傷，以此養生則殃。」

一位75歲阿婆，有家族性高血壓，但從來沒有感到高血壓的不舒服，即使偶爾血壓的收縮壓高達160～170，也沒有任何頭脹，頭暈，頸硬的不舒服。阿婆頭腦精明，手腳俐落，體力還很旺盛。相對於同學，日漸凋萎，阿婆自己能吃，能睡，能做事，感到人生充滿了幸福感。

近2個月來，奇怪的是，阿婆只要見到太陽光，眼睛就感到刺眼，模糊，瞬間眩暈。以前不會這樣啊！阿婆到眼科檢查，除了老花眼，還有一點白內障，其他都還算可以。阿婆點了眼藥，沒有改善。

過不久，阿婆喝到冰水，喉嚨竟好像「東」到了，有如被掐到脖子一樣難受，甚至快要無法呼吸。阿婆很緊張的去耳鼻喉科檢查。醫生說喉嚨沒有什麼特別異狀。怎麼會這樣？到底哪裏出了問題？

阿婆開車到地下停車場，隨著地下一樓、二樓，到地下三樓，就會開始頭暈，到第四樓就很暈，要一下子才會回神。到人多的密閉室，也會頭暈。隨著眼睛和喉嚨不適的次數增加，兒子勸老媽到大醫院檢查。

這一檢查，不得了，醫生說，阿婆冠狀動脈阻塞，要幫阿婆作心臟繞道手術。這是怎麼回事？阿婆從來不會胸悶、心悸，甚至運動後也不會喘，阿婆百思不解。醫生說得嚴重，家人急得慌，一切聽從醫生建議。阿婆怕心臟阻塞，毫不猶疑的，進入手術室，接受人生最大的挑戰。

全家人都戰戰兢兢，在心臟上開刀，聽到就覺得很可怕！家人到廟裏拜拜，請佛祖保佑。手術後，阿婆的眼睛，再見到陽光時，已不會刺眼，不再眩暈。喝到冰水，喉嚨也不會「束」到了，真神奇，真奇怪，這些現象竟然和心臟有關。

## 冠狀動脈的住所

❖ 冠狀血管如花冠，綻放於心臟四周，也有如帽子般，覆蓋分布於心臟的肌肉層中。

❖ 冠狀動脈由主動脈延伸出兩條血管。

❖ 左側：有左冠狀動脈，左迴旋枝，左前降枝。

❖ 右側：有右冠狀動脈，後側枝，後降枝。

## 冠狀動脈的任務

❖ 心臟1分鐘跳70次，1小時跳4200次，1天跳10萬次。

❖心臟每次收縮，送出100毫升血液，1天送出1萬公升血液。

❖心臟的肌細胞工作能量所需氧氣、營養，由冠狀動脈供應。

## 冠狀動脈被誰擠扁了

❖冠狀動脈心臟病，簡稱冠心病，是心臟病中最常見的疾病。

❖冠狀動脈中，脂肪漸堆積，內膜漸增厚，形成粥狀斑塊，致使血管硬化，變窄，或完全阻塞，稱為動脈粥狀硬化。

❖冠狀動脈，若血管阻塞嚴重，血流量降低，致使心肌缺氧，日久壞死。

❖常見的冠心病：心絞痛、心肌梗塞，為猝死主因。

## 冠心病的急性殺手

❖心絞痛：因冠狀動脈狹窄，血流量減少，致使心肌缺氧，心臟收縮困難，產生胸痛，胸部有壓迫感，疼痛放射致頸、背部、上肢。輕微者，稍作休息，即可緩解。

❖心肌梗塞：因冠狀動脈狹窄，或阻塞，心肌血液供應不足，超過15～30分鐘，造成心肌壞死，心如刀割痛，胸痛程度，比心絞痛還厲害，時間也較久，還會冒冷汗，臉色蒼白，全身無力。數小時後，產生心臟機能不全症狀，脈博微弱、不規則，尿量變少，浮腫，或發燒，呼吸困難。血壓下降，急性時甚至會意識障礙。

❖冠心病易併發肺炎、膀胱炎、腎盂腎炎。

## 冠狀動脈狹窄後有什麼症狀

❖最輕微，毫無症狀。

❖胸悶、胸痛（心絞痛），左胸前痛，痛感擴散到上腹部、肩、頸、背部、下顎，或左手臂，手刺痛或麻感，有時被誤為牙痛、胃痛。

❖氣喘、心悸、心跳加速、喘不過氣來、呼吸困難。

❖頭暈、易冒冷汗、盜汗、噁心、嘔吐。

❖症狀持續2～5分鐘，最長不超過20分鐘。
❖嚴重時，心肌梗塞，造成猝死。

## 冠狀動脈狹窄症發作誘因

❖運動：尤其是過度運動，或激烈運動後。
❖飲食：營養過剩。過度飽食，心臟流較多的血至胃腸。
❖情緒：情緒激動，過怒、過喜、過悲。
❖天氣：天氣寒冷，寒性收引，血管收縮不利。
❖高風險群：男性大於40歲，女性大於55歲。

## 冠狀動脈狹窄後可能的後遺症

❖心室中膈缺損。
❖左心室瘤。

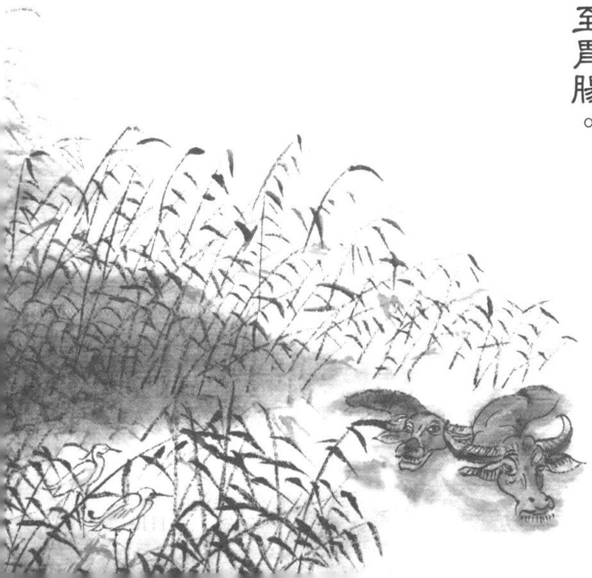

❖瓣膜閉鎖不全。

❖心肌缺氣、缺血，心肌壞死，最終導致心肌梗塞。

## 冠狀動脈阻塞後何去何從

❖藥物治療：服用阿斯匹靈，硝化甘油，乙型拮抗劑，抗凝血劑，鈣離子阻斷劑。

❖氣球擴張術：為最常見的治療方法。

❖外科手術：血管內支架術，支架永久放置，不需取出。

❖心臟繞道手術：宜心絞痛服藥無效，糖尿病兼患有冠狀動脈狹窄者。

## 冠狀動脈繞道手術的作用

❖另闢一條心臟高速公路，新的血流通路，增加心肌的血液循環。

❖原狹窄的冠狀動脈留在原處。

❖ 心臟繞道手術本身，不治療冠狀動脈狹窄。

**新建冠狀動脈血管的材料**

❖ 腿部的大隱靜脈：為最早、最廣泛被使用的原料。

❖ 胸腔內壁的內乳動脈：動脈接動脈，使用壽命比大隱靜脈久。多數手術，大隱靜脈和內乳動脈，合併使用。

❖ 手臂動脈：取前臂橈動脈。

❖ 胃網膜動脈：為日本醫師較偏好使用。

**冠狀動脈繞道手術進行曲**

❖ 胸部正中切開胸骨。

❖ 心臟連接到人工心肺機（葉克膜）。

❖ 用心肌麻痺液，停止心臟的跳動。此為全世界所推廣的手術。亦有不須心臟停止跳動的繞道手術。

❖ 取大隱靜脈，或內乳動脈。將一端連接主動脈，另一端連接冠狀動脈狹窄之下的部位。

❖ 完成手術。脫離體外心肺循環機，恢復心跳。

❖ 此項手術，具高難度，高危險性。已發展50年，現今成功率高達90%～98%，死亡率2%～3%。

## 冠狀動脈繞道手術後併發症

❖ 手術後出血。在縫合傷口時，血壓太高，傷口撕裂出血，須開胸止血。

❖ 在動脈中打孔，縫合，擠壓時，造成腦血管病變（腦中風、腦出血），低氧性腦病變，變成植物人。

❖ 神經病變，精神異常，失智。

❖ 低心博出，急性心肌梗塞。

❖心律不整，高血壓。

❖心肌衰竭，呼吸衰竭，腎臟衰竭，肝功能衰竭。

❖遲發性心包膜積液，肋膜腔積液，腹腔積液。

❖肝功能異常，胰臟炎，消化道出血。

❖感染症：胸部傷口感染，肺炎或肺擴張不全。尿路感染。菌血症，下肢傷口感染。感染心內膜炎。

❖內分泌系統病變：高血糖，甲狀腺功能低下，腎上腺功能低下。

❖偶見：腹腔內臟血管（腸繫膜動脈）栓塞，周邊血管阻塞，主動脈剝離症。

❖其他：術後，出現瘢痕，動脈粥狀瘤，致新建的繞道冠狀動脈，手術後5年，萎縮。因動脈粥狀瘤，冠狀動脈又漸漸變狹窄。

## 冠狀動脈繞道手術後特別注意

手術後，服藥後，有下列症狀，應回診，告知醫師。

❖眼瞼、手指、腳踝腫脹，體重增加0.5公斤，連續2天，立即就醫。
❖嚴重食欲不良，無法平躺，立即就醫。
❖服藥後，產生頭痛。
❖服藥後，血壓過低，或體重持續減輕。
❖服藥後，心跳低於每分鐘60次。
❖服藥後，胃不舒服，吐血，血便，黑便。
❖服藥後，不明原因，肌肉酸痛。

阿婆手術後，原本精力旺盛，卻變得全身沒「勁」，好像少了一根筋，心的君火好像被滅了。牙齒好像不太好使，尤其是左側牙齒，常無力咀嚼食物。阿婆很愛美，最不能接受的是，她的左眼皮下垂，左臉法令紋下垂，左嘴角下的肌肉，下垂得很厲害，好像吊著一塊肉，整個臉都走樣了。

眼睛不會見到陽光就眩暈，可是卻一整天乾澀，酸澀得難受。眼睛好像張不開，常要閉眼。最痛苦的是，徹夜不眠，連白天也無法入睡，無法休息，快變成無敵鐵金鋼，都不必睡覺。因為醫生取用左腿的大隱靜脈，傷口處緊繃，左大腿緊脹無力。左手較無力，較不靈活，易肌肉酸痛。阿婆個性急，以前走路很快，現在只能慢半拍，很不習慣。

這些現象，阿婆原以為是手術後的後遺症，可能是暫時的。可是後遺症卻綿綿遲遲，持續了一年多，還沒復原，急性的阿婆，這怎麼受得了？從未針灸過的阿婆，硬著頭皮進診間。

阿婆每次門診，一定化妝，打扮亮麗。難怪對手術後的「毀容」，很在意。來門診第一句話，就是：「醫生，趕快幫我把掉下去的肉弄回去，難看死了，都不敢出門。」

**針灸處理**

老人家的第一針，補陽氣上升，針百會穴。眼皮下垂，針絲竹空透魚腰穴，攢竹透魚腰穴，兩針相接。眼睛乾澀，針睛明、攢竹、承泣、太陽穴。補肝血，滋養眼睛，針血海、三陰交穴。補腎水，滋潤眼睛，針太谿、關元穴。

失眠，針四神聰、神庭穴對刺、太陽穴對刺、印堂穴透山根、神門透陰郄穴，輪用。牙齒無力咀嚼，針下關、頰車透大迎穴。掉下去的面頰肉，從肌肉最垂處下針，向上橫刺。左臉頰皺紋較明顯，肌肉較鬆弛，針迎香、顴髎穴。

手臂無力，針風池、肩井、曲池、合谷穴。大腿無力，針風市、陽陵泉、足三里、崑崙穴。大腿傷口處，有瘢痕，纖維化，傷口邊下一針。諸肌肉的萎象，痿證取陽明，針合谷、足三里穴。預防心臟血管再度狹窄，針內關、公孫穴。原本疏通胸中氣的膻中穴，最宜，但因手術開胸，有點蟹足腫的大傷痕，穴位已走位，阿婆也不肯讓我針，改針中府穴。

阿婆為了能好快一點，很能忍耐的接受針灸，一周針2～3次。這種手術後的後遺症，到底傷到哪裏？怎麼會這樣？我絞盡腦汁，一邊針灸，一邊觀察，見症治症。阿婆吃很多西藥，不想再吃中藥，所以純針灸治療。

垂吊的面頰肉，是最明顯改善的。眼睛的酸澀，有針灸有改善，沒有針灸時，病情如故。失眠，針了半年，一點都沒改善。手腳無力，不靈活的狀況，前4個月都沒改善。療效實在慢又不明顯，我很是頭痛。唯一的快慰是，阿婆每次針灸完，人都覺得很舒暢，身體內的細胞，好像都被清洗了一遍，有如沐浴後的舒服。所以雖然療效差，阿婆還是繼續來針灸。

直到七個月後，才陸陸續續解套。阿婆終於嘗到能睡覺的滋味，是多麼幸福美好！心臟的高速公路，承載著阿婆，走著人生最後一段旅程。

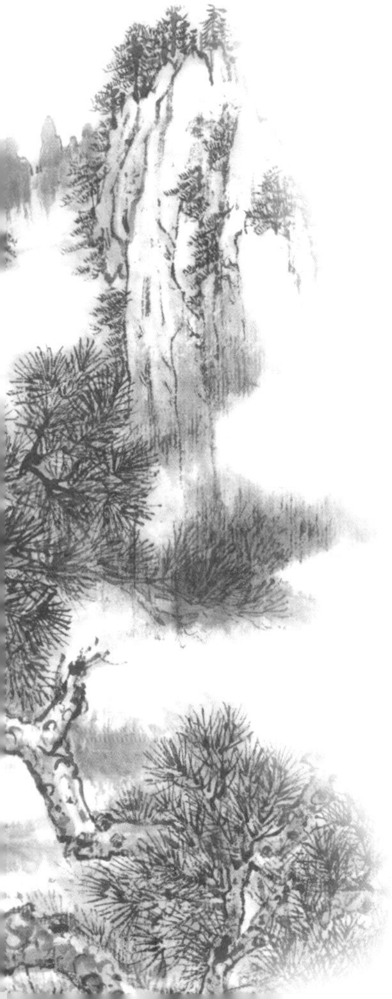

# 夏熱抱火

萬物經過春天的生發之機，隨芽可見。到了夏天，萬物蓬勃茂盛，太陽也赤熱得，叫人避之惟恐不及。只要一聽到可以「涼」的，就覺得涼快！正值含苞綻放的年華，為何穿著棉襖度夏？

一位32歲，因病在家休養的姑娘，屋外夏日炎炎，天氣34度C，有時高達38度C，卻穿著棉襖。姑娘步伐無力的走進診間，而且躲在角落候診，大家看到她就熱起來。姑娘也許已習慣了別人的異樣眼光，對周遭的人無動於衷。姑娘神情淡漠，臉色蒼白，精神渙散，這麼年輕就病懨懨的，到底得了什麼病？

病根竟要追溯到出生四個月時，阿婆愛孫心切，歡喜的抱著小孫女，一不小心，竟跌倒。姑娘從幼稚園開始，就不斷的看醫生，看的是筋骨走位。國小開始呼吸胸口會刺痛。到了國中，胸口刺痛次數變頻繁。天氣變冷時，胸口就特別刺痛，從此開始穿厚衣服。

有一天，姑娘坐在窗戶邊看書，一陣風吹來，胸口非常痛。姑娘警覺是風讓她胸口痛的，從此與風絕緣，風變成緊箍咒，只要是吹到風，不管是自然風，電扇的風，冷氣的風，就會胸口痛。演變到後來，就連大力一點呼吸、說話、走路，胸口就會痛，一種被撕裂的痛。

自此以後，姑娘只敢淺呼吸，小聲說話，很少說話。走路慢慢的，很少出門。大部份的事，都要老媽代勞，連剪頭髮也是老媽操刀。一直到現在，童年的創傷，不斷的在發酵，揮不去的陰霾，何時雲開霧散？

一年前，姑娘的牙齒痛，吃到冷的或熱的食物就不舒服，到了冬天牙齒就特別痛，痛到要請牙醫抽神經。不久，左邊好多顆牙也跟著痛，一痛就痛到腦部，又去找牙醫抽牙神經，一顆又一顆的抽神經。一到夏天牙痛的問題，就可暫時緩解。牙齒痛影響食欲，一年下來，竟瘦了15公斤。

去年冬天，牙齒痛再度發作，換右邊牙齒整排痛，一天比一天還痛，不但痛到腦部，連耳朵聽到聲音也會痛，痛到全身發抖。姑娘又去找牙醫抽神經。牙醫師覺得很奇怪，牙神經都抽掉了，怎麼還會牙齒痛？

醫生告訴姑娘，不能在那麼短時間內，抽掉那麼多顆牙的牙神經，並開了止痛藥，叫姑娘不要再去找他，他已束手無策了。姑娘吃了藥，牙齒仍在痛，還痛到不能咬食物。姑娘見醫生不肯幫她抽牙神經，而她一直認為牙齒還在痛，是因為醫生沒有把她的牙神經抽乾淨。所以她就另找牙醫，要求再抽牙神經。

目前，姑娘呼吸胸口還是痛，有3顆牙齒會痛到腦部。聽到聲音，耳朵會痛。看似荒謬，卻無法擺脫。老媽在旁，急得一直叫女兒把棉襖脫掉，可是，姑娘卻無反應，這是什麼病啊？「萬壑生悲風，六月不知熱。」

針灸處理

兒時悲慘的記憶要如何去除？試針太陽、印堂穴，皆由上往下針。消沉的體態，要提升陽氣來調節，針百會穴，2針齊刺。姑娘怕風，順水推舟，袪風邪，針風池、曲池穴。說話聲音小，補腎水、腎精，針氣海、關元、中渚穴。

姑娘的牙齒痛，抽了牙神經還會痛，顯然不是牙齒痛，可能是三叉神經痛，針下關、頰車透大迎、地倉透大迎、承漿穴。牙齒痛了一年多，痛久必瘀，針血海、三陰交穴。食少而營養不良，補氣血，針足三里、三陰交穴。

胸口痛，應該不是生理性痛，而心理性反射痛，呼吸就痛，可以從國中痛到現在，近20年，怎麼可能？理胸中氣鬱，針神門、內關、膻中穴。

耳朵聽到聲音就痛，那不就醒著時都在痛嗎？哪裏有靜音的淨地？那不是逼得快瘋了嗎？針角孫透曲鬢、太陽穴由上而下，再針耳門、聽宮、聽會三穴，由上往下，一針透三穴，有安神鎮靜作用。

走路也會牽引胸痛，所以很少走路，那日子怎麼過啊？增加肌筋力，針足三里、陽陵泉穴。針法、針數，都看姑娘當時的接受程度作加減，不是每個穴每次都針。

## 處方用藥

表面上看去，姑娘一派寒象、陽虛、精不足。當我請姑娘伸出舌頭時，她的舌兩側稍腫較紅，抓獨證，就抓此舌證，診為少陽證，寒包火，火鬱不發。用科學中藥龍膽瀉肝湯，瀉肝火；用柴胡疏肝湯，疏肝理氣。精簡用藥，單刀直入，另服安神水煎劑。

第2診，姑娘竟說牙齒比較不痛了，可以咬東西了。僅剩的三顆牙齒未抽神經，我請姑娘要撐住，不要再去抽神經。牙齒如果有問題，我會幫她處理。但她還是穿著棉襖。處方加重龍膽瀉肝湯的劑量。

第3診，姑娘的臉色紅潤起來，終於鬆開眉頭，露出笑容。媽媽在旁，還是心急如焚，一直叫女兒脫下棉襖。我請老媽到候診室等候，稍安勿躁，我告訴老媽別急，要女兒脫去棉襖，要一點時間。

拔根的重要關鍵就要啓動了，勝敗就看這一招了。

我對姑娘說：「我已把妳身上的風邪，全趕跑了。從現在開始，妳不再怕風，而是風怕妳。」姑娘聽了，愣了一下，很疑惑，這是什麼跟什麼？沒等姑娘開口，我緊接著說：「現在妳把棉襖脫掉，脫掉後妳不會胸口痛，也不會耳朵痛。」我一邊說，一邊針百會穴，2針齊刺，風池、神庭、印堂穴，快速下針。

姑娘很遲疑，想脫不敢脫。我握著姑娘的手說：「不要怕，妳快自由了，快要擺脫風邪的欺負了。」我很想動手去幫她脫，但我知道，不能這樣做，一定要忍著，撐著，就是要她自己脫掉棉襖。

坐在候診的老媽，瞪大眼睛，不敢相信眼前所見，20年來，一年四季都要穿厚衣服的女兒，竟正在脫外套。我一看，我的天哪！裏面還穿著厚厚的衛生衣，厚厚的毛衣2件，一共4件，我看了都快中暑了！

我說：「妳真棒，很勇敢！來，用手摸摸看，妳裏面3件衣服全是濕的。」我拉著姑娘的手，摸她的衣服，她的背，全都濕答答的。姑娘竟開口笑了，很不好意思的說：「哦！怎麼那麼濕！」

第4診，見到姑娘時，我有點失望！因為她又穿上棉襖了，但是她卻報佳音：她進步很多，可以吃多一點了，可以睡了，可以多走點路了。耳朵、胸口、牙齒的痛也都減少了。

我馬上問：「那妳為什麼還穿著棉襖？妳捨不得20年的穿衣習慣嗎？」姑娘不好意思的低下頭。再一次，我說：「來，我們把棉襖脫掉。等以後冬天很冷時，才穿棉襖，妳已經不怕冷了。」這次姑娘沒有猶疑，很快的就脫掉衣服，裏面只穿一件長衫。

退一步，海闊天寬，退萬步，萬丈深淵。

姑娘每天都要用衛生紙捲起來塞住耳朵。在家裏誰都不能放音樂，看電視都要轉靜音，講話要很小聲。全家一起陷入愛的漩渦。最後這一關卡，要怎麼突破？

我想了一下，說：「大自然有很多美妙的，天籟聲音。來，妳聽一下，外面枝頭上的小鳥在叫，妳知道牠們在叫什麼嗎？」姑娘愣愣的，有點好奇。塞衛生紙可以隔絕聲音嗎？我繼續說：「現在，妳把妳的耳塞拿下來，聽聽看。」

沒想到，姑娘眞的把耳塞的衛生紙拿下來，聽了聽，沒聽出什麼，我很神秘的說：「妳仔細聽，那隻鳥哥哥在向鳥妹妹說：我愛妳。鳥妹妹撒嬌的回應牠說：討厭！」姑娘聽了，笑得好甜！她沒有把耳塞放回去。

第5診，姑娘只穿長袖衣2件，進診間前，還自行脫掉一件，沒有躲到角落，也沒有塞耳塞。老媽很高興的說，女兒在家穿短袖，還自己開電風扇來吹。竟自己騎車去剪頭髮。之後，全家解禁，可以開冷氣、電扇、收音機、電視，說話可以用正常聲音。姑娘可以正常上班了。

一切雨過天晴，20多年莫名奇妙的病痛，雲消霧散。

現代人什麼都不缺，但是多少人困在，精神荒蕪和焦慮之中！人生的路很寬很廣，為什麼有些人，偏把人生的路走窄了？

# 孝子

是誰正在統治世界，是上帝？是魔鬼？以前「養不教，父之過。」現代是「養難教，誰之過？」多少父母對於自己所生的子女，處在空前未有的無力感、無奈感和沮喪感。是誰剝奪了親情？是誰搶奪了傳統美德？

一位20歲，正是花樣年華的少女，含苞正綻放，身材高挑姣好，皮膚細嫩。長長的秀髮，左半邊全染成大紅色，右半邊全染成綠色。身穿一件極短的，大紅色洋裝，腿上穿著，大紅色網狀絲襪。嘴唇擦著，大紅色的口紅。手指甲、腳趾甲染上，大紅色的指甲油。手指甲留得長長的，穿著一雙大紅色的高跟鞋。那雙鳳眼，眼皮貼著很長、很濃、很粗、很翹、很黑的假睫毛，臉上濃妝艷抹。

少女一出現在診間，不是吸引所有的目光，而是所有的人一看到她，馬上迴避眼光，太嗆眼了，太刺眼了！好像地獄的小鬼或魔女，遊蕩人間，叫人看了，渾身不舒服，雞皮疙瘩掉滿地。

這位少女被媽媽拖著來針灸，只要聽到媽媽對她所作的陳述，不順耳，她馬上大叫，叫聲尖銳，劃破她那紅了半邊天，令人窒息張狂的紅色場，她的面目即刻變得猙獰，很可怕的樣子。媽媽小心翼翼的，戰戰兢兢的，不敢招惹女兒，媽媽變成中國二十四孝外，第二十五孝的「孝子」。

我先安撫少女的心情，只幫她針一針百會穴，請諸神安位。才用0.5寸很細小的針，很輕的，超級無敵的輕，針下去的剎那，少女就尖叫，說她不要針了，可憐的媽媽，只好帶她回去。

看到女兒的狀態，媽媽想救她、幫她，卻無能為力，心痛如萬劍穿心。想當初，極盼望生個女兒。生產是世界上疼痛指數最高的，生產痛，相當於20根骨頭，同時骨折。而老媽的心痛，比生產痛還痛，粉身碎骨。生產痛是一時的，對女兒的心痛，卻是分分秒秒，綿綿無絕期，老媽獨自吞下所有的，命運荊棘。

幾天後，媽媽自己來看診，我對媽媽說：「妳好辛苦啊！」媽媽說，孩子的爸爸為了一個女人，拋棄了她母女倆。原本乖巧的女兒，突然變了個人，開始使壞，不肯上學。媽媽為了養家，努力賺錢，一天工作十幾個小時。女兒穿得時髦，全身打扮光鮮亮麗，花枝招展，整天玩手機。媽媽卻布衣樸素，為了服侍女兒，完全沒有了自己，沒有娛樂。

媽媽幾次想糾正女兒奇裝打扮，女兒就賭氣，不和媽媽講話，有時幾天、幾周，甚至三、五個月。關房門都是用力甩，砰聲震耳。半夜常猛搥牆壁，搥得老媽椎心糾結。問話都不回應，可把媽媽折磨死了，也把媽媽的嘴堵住了。

媽媽擔心女兒臉色蒼白，營養不良，每天再忙，都幫女兒準備三餐，可是，女兒每餐，看看菜色，中意的就正常用餐。有時只吃一、二口，就不吃了。也不管媽媽花了那麼多時間、心思和精力做餐。女兒從一天吃3餐，變成一天吃2餐，最後一天吃一餐，雖然媽媽三餐都有準備，賭氣時，可以一周，甚至二個月，都不吃媽媽所準備的美食，一點都不領情，可把媽媽折騰死了！

媽媽怕女兒喝外面的飲料，不健康。就自己泡茶，做各式飲料，女兒開始還肯喝，只因媽媽對她的教誨，她聽了不爽，不論媽媽如何精心製作的飲料，都不肯喝一口，女兒自己買飲料和酒來喝。媽媽還是痴痴傻傻的，每天準備飲料，盼女兒能被母愛所感動，可女兒心如鐵石，不為所動，冷酷！

一天又一天，一個月又一個月，誰能受得了？只有老媽。

母女倆住在同一屋簷下，有時咫尺天涯，二個月見不到一次面，因為女兒生活日夜顛倒。有一陣子，女兒故意迴避媽媽，只要媽媽在，就關在房間不出來。女兒出門，晚上不回家，到哪裏？作什麼？都不說一聲。女兒從不做家事，媽媽獨自內內外外，全包了。原本曾經年輕漂亮的媽媽，歷經風吹雨打，風霜狠狠的刻在臉上，憔悴、蒼老。

不用說，媽媽的病，一眼就看見了，失眠、頭痛、眼睛乾澀、胸悶、肩頸酸痛、腰酸背痛、胃痛。幫媽媽針灸完，我提醒媽媽：「孩子需要的是關心，不是物質充分的供應。」老媽苦笑的說：「女兒根本就拒絕，我的關心。」女兒甚至將近一年，不和媽媽說話，連一聲「媽」都沒叫過。不理不睬，重磅鎚椎心，冷暴力！

最後女兒因情緒焦躁不安，只好帶她去看身心科，吃了精神鎮定劑。好不容易，媽媽說動女兒再來看診。

這回少女，嘴唇抹的是，黑色口紅，手指甲、腳指甲抹的是，黑色指甲油。頭髮染成全綠色，兩邊兩串紅色小辮子。穿著露胸、露臍，短短的、全白色上衣，花裙子。這樣搞怪的打扮是為了什麼？是扭曲了的心，才會有扭曲的打扮嗎？是誰扭曲了少女的心？

最近，少女吃了精神科的藥，每天昏沉沉的，眼神迷茫，很少講話。可能因為吃了鎮定劑，神經反應較遲鈍。有一次針灸，可以針到百會、神庭穴以安神。針合谷穴，調腸胃。針三陰交，調月經不順。全程針灸順利完成，真令人鬆口氣。

有一天，有人相中了少女，請她當模特兒，要拍廣告片。我趁機告訴媽媽，女兒的頭髮顏色，與地獄的鬼相似，易同氣相求，招來不好的陰氣和陰物，干擾女兒的場。媽媽滿臉茫然，她根本說不動女兒。女兒很任性的，她想怎樣就怎樣。

我試著和少女說：「妳快要變成明星了，金色是吉祥色，妳看古時皇袍，都是金色的，金光閃閃的，金燦燦的。金子很貴，金色可能會幫妳帶來好運，妳要不要試試看，頭髮染成金色的。」我只是痴想，把怪力亂搞的青春赤火，慢慢歸正，壓根兒也不敢想，少女會不會接受？尤其當話說完時，少女的眼神，還瞪了我一下。

再診時，我驚訝的看到少女，真的把頭髮染成金色，看去好像洋娃娃，漂亮多了，看起來也比較正常，我隨即對少女說：「哇！妳今天好漂亮啊！」難得少女笑了。

人心情好的時候，較能接受針灸，我趁機趕快加針，針四神聰穴，以治腦筋走火。調肝的疏泄，針太衝穴。少女怕胖，很少吃東西，針足三里穴，調腸胃氣機，兼顧腸腦反應，很多人的精神問題，是腸道菌群紊亂所致。因為少女的衣服都很漂亮，臉都濃妝艷抹，所以臉部、胸部、腹部，都不讓我針。

少女的狀況，似乎慢慢在進展，她的話有多一點，說的都是她不舒服的症狀，頭痛、頭昏、胸悶、腹脹、四肢無力、沒精神、失眠、煩躁。雖然精雕細琢的幫少女治療，可是她那顆玻璃心，易碎，經不起輕微的碰撞打擊。

少女因為當模特兒的事，不順利。有一次來診時，在候診室，小孩子對少女奇異光怪陸離的打扮，投以好奇的眼光，少女馬上大吼：「我恨死小孩！我恨死小孩！」在場的幾位媽媽們，趕快把孩子拉走，儘量到室外候診。孩子們也驚恐的躲進媽媽懷抱，那個仙女怎麼一下子變成魔女？那猙獰的表情，真叫人毛骨悚然！其實少女沒有暴力傾向，只是發起怒來，就發飆，歇斯底里的，叫人不敢領教。

以後，少女變成煞星，小孩子或媽媽一看到她就趕緊躲避，莫名的緊張起來。而且不相關的大人，也都迴避她，不敢和她鄰坐。有的人一看到少女，原本想針灸的，馬上改變主意，說看診拿藥就好，儘快的離開。有的要看診的小孩，孩子的媽媽一看到她，扭頭就走，好不容易掛到的號，放棄，說改天再看。

少女的媽，漸感受到現場的氣氛，她怕大家對女兒的態度，會不會刺激到女兒，使病情變本加厲？之後，再也沒看到母女來診，可憐的媽！可憐的少女！

# 荳蔻年華

荳蔻是一種黃色植物，其莖、葉、種子，都有香味，是重要的香料、藥用植物。其花形嬌嫩可愛，洋溢著生命的活力，正如13、14歲的少女，青春綻放，思想飛躍，天馬行空，各種《天方夜譚》的故事，在每個荳蔻少女中展開。

一位13歲住在歐洲的少女，天真活潑可愛，衣食無缺，過著無憂無慮，不知人間疾苦的日子。也許是媒體和資訊的過度發展，似乎迫使現代的小孩，提早成熟。懵懵懂懂的少女，情竇初開，春心萌動，青春何處安放？青春的賀爾蒙，悄悄的挑撥著感情線。

歐洲對性別開放，同性戀、同性婚姻，時有所見，小女孩在耳濡目染下，對性別有點混亂，亂點鴛鴦譜，魂縈夢牽，縈於誰？這少女竟瘋狂的「愛」上學校的一位女老師，並對「心上人」，表達愛慕之情。老師對小女生的情愫，回應竟是厭惡、噁心，嗤之以鼻，造成小女孩很大的心理傷害。

從此之後，那天真的小女孩，不再天真，失去了燦爛的笑容，減少了飲食，整天無厘頭的團團轉，上床變成夢魘，輾轉難眠。可把媽媽急死了！上學時，小女孩總會遇到心上人，只要女老師一出現在眼前，小女孩就像被雷劈到，瞬間全身顫抖，不能自已，不能思考，好像丟了魂似的。

之後，無法處理感情創傷的小女孩，開始自殘，咬破嘴唇出血，或用刀割手指出血。束手無策的媽媽，寫信來求救，託朋友來掛號，希望帶女兒來台灣，請我救救她的獨生寶貝女兒。

適逢新冠肺炎肆虐，歐洲疫情猖狂，學校都停課中。從國外入境台灣，要居家隔離14天。即使疫災嚴重，媽媽救女心切，毅然回國，真是天下父母心啊！

到了台灣，母女哪都不能去，小女孩關在屋裏，悶得快發瘋了。好不容易熬到第12天，防疫人員來電，說因為她們所居住的城市，疫情嚴重，好心建議，最好再自主管理7天。等到給我看診時，已回國21天，要返歐洲居住地的班機，一周只有一個班次，所以給我看診的時間，只剩9天，時間短促。

當小女孩坐上診椅，那原本純潔無瑕的眼神，一片迷茫，渾渾噩噩，因失眠所致，黑眼圈很重，表情不安，坐不住的樣子。為了讓小女孩，不要有家長的壓力，我請媽媽在外等候，好讓小女孩能自在的傾吐心聲。

我問：「妳喜歡妳的老師嗎？」小女孩羞澀的點點頭。我再問：「妳喜歡老師哪一點？老師有什麼特色讓妳喜歡？」小女孩吱吱唔唔的，竟答不上來。喜歡就是喜歡，沒有什麼理由，愛，需要理由嗎？青春就是憑感覺而已！而這種情懷感覺，有可能只是某種卡通片或影片的投射而已。小女孩一直撥弄著裙子，時不時還咬咬嘴唇。

青春，是尚未遇見悲劇的生命嗎？我接著說：「有許多好的人、事、物，都會讓人喜歡。喜歡有很多種，有些好的人，我們可以喜歡，可以欣賞，但不一定要擁有。老師大妳21歲，可能沒辦法接受妳的愛，就像妳不可能和初生嬰兒談戀愛一樣。」小女孩眉頭緊皺。

等了一下，我繼續說：「妳今年13歲，明年14歲，後年15歲，妳有沒有發覺，13歲的妳，和去年12歲的妳，有很大的差別。可能一直到妳成年，隨著成長，妳喜歡的類型都不一樣，甚至差異很大。不要認為妳現在的感覺和喜好，就是永遠的感覺。不要給自己侷限哦！」

「也有可能，經過一段時間後，思想變成熟了，原來喜歡的人，變成討厭的人。喜歡一個人也需要尊重，不要莽莽撞撞，人不是玩具，想擁有就擁有，想玩就玩。」說完，我自己也笑了笑，這些道理，對13歲的小女生，會不會太艱深了？小女孩瞇瞇瞪瞪的看著我。

我又問：「妳喜歡妳自己嗎？」小女孩嘟著嘴，沒有回答。因為她喜歡老師的事，為此受到責難，以為自己作了一件齷齪、骯髒的事。小女孩不知道如何處理這種困境，所以她選擇自殘。

我握著小女孩的手說：「妳是世界上獨一無二的，漂亮寶貝。妳的感情很純潔，喜歡一個人，也不是什麼骯髒的事。只是妳糊糊塗塗的，就像孫悟空閉著眼睛，翻個筋斗，跑到十萬八千里外，跑錯地方了，而且妳也沒對老師做出傷害的事。愛的表達方式很多種。此時，老師正準備結婚，最需要的是祝福，把妳的愛，化作朵朵祝福雲彩，空運送給老師，好不好？美麗的愛，到此劃上句點哦！不要再想她了。」小女孩第一次露出微笑，點了點頭。

自殘的事，要怎麼解決？我問：「妳知道全息律嗎？」小女孩迷茫的眼神，開始回神思考。我解釋道：「全息律，舉例來說，就是妳身體內的每個細胞，所帶的生物密碼，都有妳整個人的完整形象。當妳在割傷妳自己的手，或咬破嘴唇時，妳整個人都會受到傷害。」小女孩很聰明，似懂非懂，眼神閃爍。至少精神不會緊繃，那個預期會被醫生批評責備的緊張，也緩和下來。

我問：「妳知道妳身體內有多少生命嗎？」小女孩被問得愣愣的，疑惑的眼神，好像質疑，這和她的感情有什麼關係？

我再引言：「妳是妳身體的王，每一個人的身體，就像是一個宇宙。妳就是妳自己宇宙的宇宙王。妳身體裏的小生命，每個細胞，將近100兆個，都是妳的子民百姓，作為自己宇宙的國王，要愛惜妳的眾生。當妳割傷手指，咬破嘴唇時，那個手指、嘴唇內的細胞眾生，都痛得哇哇大叫，大哭啊！」小女孩聽了，張大眼睛，很驚訝的問：「真的嗎？」

## 針灸處理

先鎮靜安神，針神庭、本神穴。情緒不穩，針太衝、合谷穴。食欲不振，兼補氣血，針足三里、三陰交穴。小女孩很想長高，針百會、湧泉穴。那麼痛的湧泉穴，針下去，小女孩竟一點表情都沒有，是和自殘的痛，相比之下，小巫見大巫嗎？

因為時間有限，在台灣期間，每天針灸，小女孩也不怕針。我教小女孩，心情不好時，就按合谷穴。每天一定要跑步，半小時。多晒清晨和傍晚的太陽。試著學繪畫、音樂、打球，來寄託精神，緩解感情的創傷。

並教小女孩每天睡前，揉按合谷穴，對自己說：「我很棒！」唸3次。每天清晨醒來，揉按合谷穴，對自己說：「我要堅强。」唸3次。以期早日脫離感情的夢魘。

## 處方用藥

小女生對老師的情感受到挫折，視為失戀。失戀要提振腎陽氣，腎主生殖，能調節賀爾蒙，腎主髓海通腦，用麻黃附子細辛湯。此方亦治男性娘娘腔，男性喜歡打扮像女生般花枝招展，還可治自閉症。

用甘麥大棗湯，治療臟躁、精神不安、失眠，亦可作矯味劑，與麻黃附子細辛湯配伍，一動一靜，一升一降，一陰一陽，以期調和持之以平。並帶一個月的藥回歐洲服用。

治療7天後，小女孩可睡得安穩，飲食漸正常。回歐洲一個月後，媽媽寫信來答謝，說小女兒已漸走出感情陰霾，吃、睡、上課，都正常了。因為小女孩很有才華，還擔任學校期刊總編輯，又在青蔥青澀的年華，大放光彩。
荳蔻年華，誰與誰共舞朝陽？
遲暮歲月，誰與誰相守夕陽？

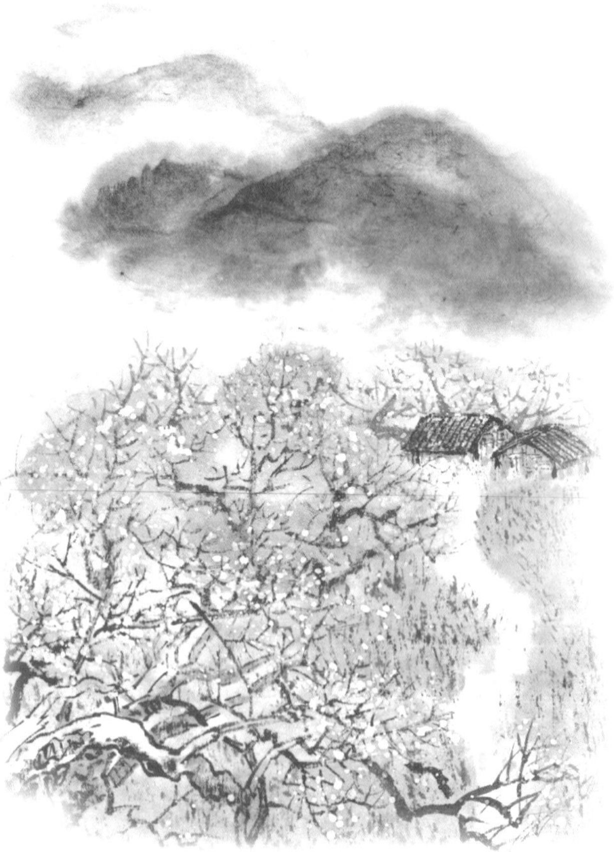

# 逢場作戲戲了誰

人生如戲，戲如人生。要遊戲人世、逢場作戲、還是假戲眞作？

一位57歲留學美國的博士，學成後，回台灣擔任心理學科教授，兼做心理諮商師。她每天精力旺盛，理想很多，學識淵博，仍好學不倦，非常傑出。教授常接受演講邀約，媒體的採訪和上電視節目，成為心理學界的名人、名牌教授。教授常舉辦大型活動及學術活動，常獲頒獎章獎狀，得獎無數。

教授懷著悲天憫人的情懷，想要救人脫離精神的苦厄，敬敬業業的教學，仔仔細細的聆聽著那悲苦人的心聲。每個來諮商的人，都是一齣戲，教授逢場作戲，賣力演出，想入戲成為戲中人，同理同悲同苦。幾年下來，心理師自己崩潰了，替人懸崖勒馬，卻與馬一起跌落深淵，不能自拔，怎麼會這樣？

心理師從北部來看診，滿臉沮喪的坐在診椅上，眼神惶恐的直問我：「怎麼辦？怎麼辦？醫生，快救救我！」我回答說：「涼拌，炒雞蛋。」這是什麼答案？什麼意思？心理師滿頭霧水，直搖頭說聽不懂。

我笑了一下說：「開玩笑的啦！聰明的人，總是想不出簡單的辦法，硬是把事情複雜化。牛頭不對馬嘴，就不成相。每個人都有自己的戲碼，妳入別人的戲，入得太深了，已被病人的病況與現實混淆了，主角與配角搞混了。理論是死的，人是活的，現實是殘酷的。很多人其實是靈性痛，靈魂在痛。我們永遠叫不醒，那個裝睡的人。妳想逢場作個好戲，卻發覺自己難以脫身。」

心理師感嘆的說：「為什麼世界上有那麼多悲慘的人和悲慘的事？使我也陷入其中，感到人生很悲慘！我常感到憂鬱和莫名的恐慌。」心理師在宗教中，尋找避風港，多年後，反而常感到有靈異入侵身體的恐慌，為什麼會這樣？

我推測的說：「大教授，可能妳自己的人生閱歷，還不夠練達，或是妳的成長，一路順風，都在學術的象牙塔內，不知人間疾苦。可能妳還沒準備好，要如何去安慰受難的人。自己心如明鏡，才能照物。每件事都有因緣關係，也都有其背後的意義。不好的事情，不一定是不好。經過一番寒澈骨，可能對人生大澈大悟，贏得梅花撲鼻香。表象與假象，需要慧眼慧心，來揭開真相。說到底，人的一切的一切，都是人自己招來的。」心理師停止了諮商業務，想把自己的身心健康調理一陣子。

心理師最常頭痛，兩側太陽穴緊脹，腰痛，下腹痛而無力，胸悶，失眠。一到中午就全身無力，一到下午就陷入恐慌。別看心理師剛才上課還精神抖擻，滔滔不絕，高談闊論。一下課，就像洩了氣的皮球，躲在牆角想哭泣，但不能流淚，她要做强者。

## 針灸處理

頭痛應該是壓力，精神緊繃造成血管痙攣所致，針風池、前頂透百會穴、顖厭透懸厘穴。失眠、憂鬱，針百會穴對刺、神庭穴對刺。當心理師很煩躁焦慮時，先在百會穴點刺，最好放出一點血。情緒緊張，針合谷、太衝穴。胸悶，針內關、膻中穴。

下腹痛而無力，而且好像快掉下去的感覺，是中氣下陷之徵，情緒激動時，整個盆腔肌就痙攣疼痛，針百會、中脘、氣海、關元穴。心理師生產時，在腰部打麻藥，至今18年了，腰部總是隱隱作痛，疲倦時更難受，呈放射狀，從腰到腹部都糾結，連腳都覺得無力，直接在命門穴，下3針齊刺，加頭皮針足感運動區，約由百會刺向前頂穴，3針排刺。

多年來，心理師都不敢行房，因為每次行房，陰部就痛得不得了，那是陰道乾澀之故，針三陰交、五里、陰廉、氣衝、公孫穴，並請她每天作陰部收縮9秒，放鬆5秒，連作3次。要行房時，自行按三陰交穴，在陰部噴天羅水。

雖然身體不舒服，心理師每次都要叮嚀我，幫她弄得美美的。美容，針迎香、合谷穴，隨著針灸次數的增加，心理師臉上的黑斑減少了，臉也亮麗起來。每次選穴輪用，隨證加減。

有一次，心理師與高采烈的拿手機給我看，她接受電視採訪的實況錄影，大家都為之喝采，讚賞有加。我看了一下，馬上指出好幾個缺點。頓時，心理師剛才燦爛的笑容，一下子就拉下來，嘴嘟嘟的，抱怨：「醫生，你怎麼這樣？難道沒有可圈可點的地方嗎？」

等了一會兒，我回應：「以妳的身分地位，捧妳的、誇妳的，已像雪花片片的飛揚了。妳需要有人跟妳講眞話，妳就會更加耀眼，星光燦爛。其實，妳所有努力都是為了掩飾和壓抑，妳最深沉的自卑感。」心理師很驚訝！我是怎麼看穿的？自此之後，心理師與我分享她的喜怒哀樂，成了她的愛好。

心理師覺得自己治療狀況不錯，就帶先生和兒子來看診。先生是美國出名的律師，跟他講話，要計時付費的。辦理一宗案件，律師費是中產階層一個月的薪資，而且還案子接不完。律師先生為了心理師，放棄了名利，不愛江山愛美人，隨著心理師回到台灣，組織一個甜審的小家庭，改行教書。我聽了很感動！

每次律師進診間，話還沒說，心理師就呱呱的，將先生的病情說了一大串。帶已讀大學的兒子來看診時，也是那樣，一句也沒讓兒子說。見狀，我放在心裏。

等心理師單獨來看診時，我對她說：「妳的操控欲真強。」心理師聽了傻眼了，不服氣的一直辯稱，她怕他們說不清楚。我立即回應：「不是，他們都是有頭腦的聰明人，哪需要妳像機關槍一樣砰砰的說？最根本的原因，是妳沒有安全感。」

心理師聽了，呆住了，說：「怎麼可能？」我分析給她聽：「妳要完全掌控妳的大小男人，妳才有安全感。妳覺得這樣作，是他們的幸福，可是我從他們的表情來看，妳這樣只有給他們壓力，他們一點都感受不到妳的愛！」心理師頓時眼眶裏含著淚光，很委屈的樣子。以後看診，丈夫兒子都各自表述，和心理師說的有些差距。

有一天，心理師很惶恐的說：「這7年來，家族中連續生癌症、重大疾病，已走了7個人，下一個，會不會輪到我？我好害怕哦！」

我聽了，望著心理師說：「此時此刻，全世界死亡人數，上百萬人。此時此刻，全世界出生人數，上百萬人。生老病死，成住壞空，是人世間的自然現象。人的生命有定數，除非妳修煉到高層次，走出世間法，就不受到自然法則的約束。其實，眞正讓我們痛苦的、恐懼的，不是死亡，而是生存。」一個「自然」，就解開了心理師的心裏枷鎖，她開懷的笑著離開。

兒子因為交女朋友受挫，很受傷，他不敢和專業心理諮商的媽媽說，一股腦的把他的困惑向我傾訴，要我幫忙。我耐心的解開他的心鎖，兒子很快的走出陰霾。其實，往往醫生治不了自己孩子的病。

經過3個月的治療，全家人似乎健康都有了進展。心理師更是愛上了針灸，愛上與醫生的心靈對話，每次門診都要找問題來問，為的是能加長看診時間，分秒必爭。

心理師的身體狀況一直改善，應該高興才是。但她來門診時，卻很惶恐的說：「我以前一直在病痛中，掙扎以求生，這樣的日子，已習慣了，一下子身體健康變好了，卻擔心不知怎麼生活？」就像被關在籠子的狗，為了作心理現象的實驗，每次用不同的電極電狗，看狗的反應如何。當實驗結束時，籠子打開，狗卻躲在角落，不敢踏出籠門，那個極度渴望的自由，那個能脫離苦海的門檻，遲遲走不出去，怎麼會這樣？

人窮其一生，似乎都在尋找，使我們內心得到平安閒靜的東西。在逢場作戲中，所有的掙扎，所有的努力，似乎都是為了安撫中年過後，那顆不安的心。

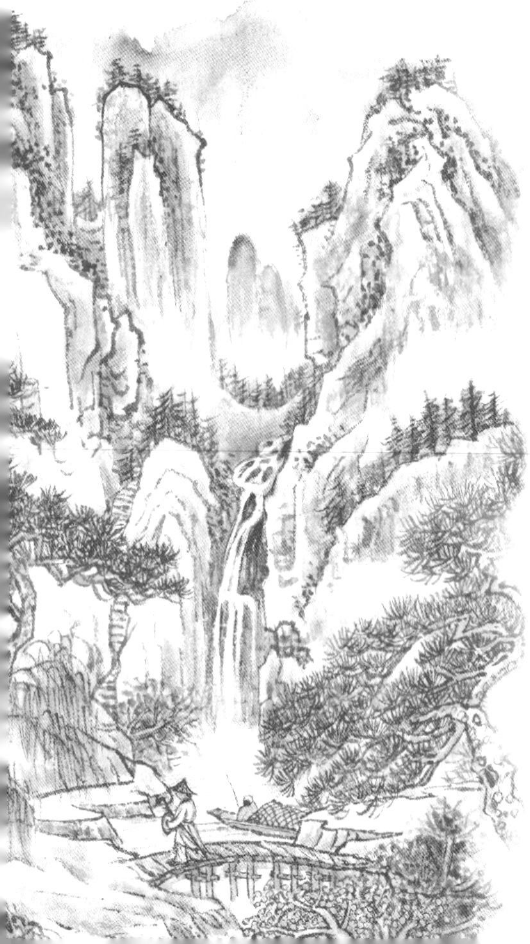

# 不負人生不負胃

民以食為天，吃飯皇帝大，食的學問也很大。飲食是一種品味，一種藝術，一種人生。詩人的見證：

蘇軾的「食羆煮香消日長，莫遣薑鹽資胃涼。」

蘇轍的「煎烹心脾擢胃腎，自令鬢髮驚秋霜。」

杜甫的「勸君速吃莫躊躇，看被南風吹作竹。」

一位56歲房地產仲介商，拚經濟，茶飯不思，思業績。從生澀到老練，已練就一身仲介好功夫，小有成就。近期不知怎麼的，剛吃飽就腹脹。不久後，連空腹時，肚子也在脹。之後那種腹脹，從腹部一直往上脹，最後脹到喉部。就覺得有一股氣，怎麼按摩也排不出去，很苦惱！

仲介商最後演變成，腹脹到坐立難安，必須躺下來才會舒服，因此而無法外出工作。眼睜睜的看著到手的業績，拱手讓人，意志漸變消沉。仲介商到西醫去檢查，醫生說是食道逆流，服了制酸劑後，腹脹一點都沒改善。改看中醫調理，前後換了5位醫生，腹脹頑固的不為所動，還霸占了整個心窩。

此時，仲介商慌了，這會不會是什麼重病的前兆？會不會是不治之症？要不然，怎麼看了那麼多醫生，吃了那麼多藥，都已半年了，都沒效！加上新聞報導：台灣有36種胃藥含「雷尼替丁」，可治胃酸過多、12指腸潰瘍、消化不良。健保每年吃掉該類藥8千萬顆。經研究證實，該類藥，放越久，或接觸高溫越久，所產生的NDMA致癌物越多。美國於2020年4月，台灣因新冠肺炎疫情，於同年8月，全面下架該類藥。

仲介商想到自己也吃該類藥，會不會怎樣？還有沒有得救？仲介商越想越憂鬱，胃病沒治好，又多了一個憂鬱症，竟然鬱卒到，幾度想結束生命。真的是脹死人了！日本岡田正彥教授研究指出，常吃腸胃西藥，骨折率增加22%。老婆看了很緊張，硬把先生從北部帶來看診。

正值壯年的仲介商，卻步履蹣跚的走進診間，眼神迷茫，掩不住內心的灰暗。仲介商還有內痔、尿有泡泡、頻尿、腰酸痛、失眠。雖然他形容胃脹得很厲害，但是我觸診他的腹部，並不緊硬，外形也未鼓起脹大。

既然是氣滯的問題，針灸行氣效果最好，當我問仲介商：「針灸好不好？氣滯的問題，針灸效果比較快！」仲介商才猛然抬頭，自言自語的：「看了那麼多醫生，怎麼就沒想到要針灸呢？」

### 針灸處理

精神抑鬱的人，要先鎮靜安神，針灸的行氣才會順利。安神，針印堂、神庭穴。老想輕生，陽氣不出表，就易有非人（陰物）來附。袪陰氣，針百會穴，第一次下1針，第2次下2針。針完，見仲介商的臉色開始轉潤，眼睛較不恍神。

食後腹脹，應是肝膽疏泄不良，膽汁分泌不足，或膽道不通暢，針太衝、公孫、內關穴。胃的蠕動力弱，針上脘、中脘、下脘、梁門，共5針。氣滯，氣排不出去，針合谷、足三里、然谷穴，其中然谷穴，有燃穀之意，用瀉法。

仲介商困於腹脹滿，卻觸之不滿，為有瘀血，針血海、三陰交穴。順便治療腰痛，針中渚穴。痔瘡，針承山、公孫穴。尿泡泡的問題，針陰陵泉、三陰交穴。失眠，針神庭穴。一周針灸1次。

## 處方用藥

用科學中學，以四逆散為主，調解因精神焦慮引起的，胃腸平滑肌痙攣。以半夏瀉心湯，和胃降逆，調和陰陽，補瀉兼施，調解中焦升降氣機失調，寒熱夾雜所致痞症。用旋覆代赭石湯，以降逆化痰，益胃氣，增強胃的蠕動，調理胃神經官能症。

一診後，胃腸功能改善，減旋覆代赭石湯，加竹茹，除煩，解陽明胃府之熱，兼去熱痰濁。之後，以香砂平胃散，五苓散作為保養調劑。

## 特別囑咐

❖吃飯要專心，不要滑手機，不要看電視、書報雜誌；不談公事、不吵架，不生悶氣，以避免血液進入消化道的流量減少，而影響消化。

❖飯煮熟後，掀蓋散熱，待稍涼再吃。飯涼時，飯中會釋放較多的一種物質，叫抗性澱粉，有利減肥，調控血糖，可預防腸癌。

❖吃飯順序：先喝湯2口，沒湯，喝口溫開水。第2口，吃一塊肉，吃素的話就吃蛋白質類食物，咀嚼30下。第3口，吃青菜。第4口，吃飯，之後隨意。如此，消化酶依序完整釋出，較易消化食物。

❖早餐一定要吃，以免膽汁分泌未釋出，累積而過濃，易膽結石。

❖飯後忌冰品。飯後勿大量喝湯或水。

❖空腹勿吃水果，消化不良者，水果下肚易發酵，以免氣往上衝。吃水果，一次以吃一種水果為宜，最好中午吃，勿早晚吃。

❖少食易產氣食物，豆類、香菇、韭菜、牛肉、芋頭、花生、甜點、汽水飲料。

❖勿吃生肉，未煮熟的肉，細胞靈體仍在活動，轉生不出去，久成病灶。

❖吃飯時勿站著吃。飯後半小時內，勿趴在桌上休息。飯後勿倒頭就睡。晚上睡覺，枕頭稍微墊高一點。

❖飯後半小時內，勿洗澡，以免影響消化。

❖自行按摩內關、公孫穴，二個穴位同時按，每次36下。

❖晚上洗好澡，肚臍底層塞鹽巴，再加一片生薑，最後貼上紙膠布，次晨除去。生薑勿太嫩，效差。薑勿太老，易傷皮膚。

第一次針灸當下，仲介商整個腹部頓時舒坦，一下子回到未生病的狀態，其病若失。仲介商滿臉驚訝，非常驚喜！還沒吃到藥呢！我也感到很吃驚，怎麼療效又快又好？

有時候，治病很奇怪，同樣的胃腸病症，同樣的針法，療效反應有多種，一次就治癒的，很特別，也比較少見。也許是前面的醫生鋪路墊底做得很好，我只是很幸運的，接了最後一棒，畫龍點睛而已。

仲介商一直感謝我，說他好想跪著向我說感恩，哎喲！沒那麼大的功勞啦！怎麼承受得起？仲介商說我是他的救命恩人，在黃泉路上拉他回來。之後仲介商來保養針灸4次，又重回人生舞台，揮灑著壯年豪情。

仲介商重回食堂上，享受人生，享受珍饈美味。品嘗著「高攀月窟開心目，清吸山泉洗胃脾。」瀟灑的「濁酒松醪吃兩鍾，醉拖長袖舞春風。」遙想著「西塞山前白鷺飛，桃花流水鱖魚肥。」

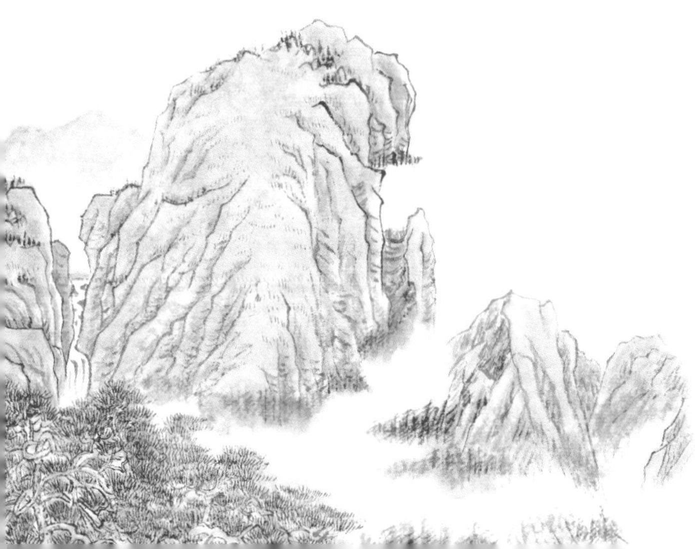

# 牽腸掛肚

人的五臟六腑中，最能表達人的悲傷感情，是腸子。腸子背負著人間的悲情，所有用腸子表達的詞句，大都蘊含曲折，或焦慮不安、狠毒、憂愁、悲傷等情緒。如：愁腸九轉、腹熱腸慌、翻腸倒肚、柔腸寸斷、鐵石心腸、機心械腸、嘔心抽腸。只有少數稱讚的詞句：菩薩心腸、古道熱腸、錦心繡腸、冰肌雪腸。

一位50歲家庭主婦，睡覺常作夢，易受驚嚇，耳鳴，大便很硬，幾天甚至10天，才排出一些羊屎狀的大便，右小腹常痛。婦人去看內科，醫生說是更年期症候群。婦人吃了醫生開的藥後，症狀沒有改善多少，尤其是右下腹整天痛，最為困擾，最為難受。換了另一個醫生看，醫生說是自律神經失調，打針吃藥後，病情依舊。不是什麼大毛病，卻困擾到漸成恐慌症。

兒子見狀，帶媽媽改看腸胃科醫生，並用X光檢查腹部。醫生一看，不得了，腸子裏全是，塞得滿滿的大便。更驚訝的是，這位婦人的腸子，比一般人長很多。醫生建議，用手術結紮過長的腸子。手術後，婦人果然肚子不痛了，大便雖然還有點硬，卻順暢多了。就這樣平安過了10年。

婦人60大壽的生日過後，10年前的惡夢，再度翻腸攪肚，又不能大便了，肚子又痛了起來，而且比以前還痛。於是，再度去看醫生，醫生還是決定用手術處理。這次手術，沒有得到幸運之神的垂顧。手術後，仍不容易排便，肚子的疼痛，比手術前還嚴重。婦人急得快哭出來了！

經過醫生仔細檢查，竟然發現腸子沾黏得很嚴重，要再度開刀，撥開沾黏的部份。但醫生也說了，手術後，可能的風險是：沾黏變得更嚴重。

這下子，婦人驚住了，傻住了！要不要再作第二次手術？掙扎煎熬猶疑了很久。最後先生定奪，不要再冒險了。婦人於是尋求開刀以外的治療，輾轉好幾位醫生，一年過去了，還是沒改善多少，牽腸掛肚，苦不堪言！好朋友就問婦人：

「妳怎麼就不考慮針灸看看？」

## 腸子的相貌

❖消化器官從口腔、食道、胃、小腸、大腸到肛門，全長約9公尺。

❖食道到胃的賁門，約長25公分。

❖小腸自十二指腸、空腸、迴腸到大腸，約長6～7公尺。

❖大腸和小腸中的迴腸相接，較小腸粗而短，約長1.5～2公尺。

❖大腸分成盲腸、結腸、直腸三部份。

❖人體70%免疫系統在腸道中，腸是最重要的免疫器官。

## 腸道的虛實

❖大腸從腸道內的消化物質中，吸收水份、電解質進入血液。

❖無用的剩餘消化物質形成糞便，大腸成為糞便倉庫，最終從直腸排出糞便。

❖大腸分泌黏液，保護腸道，防細菌入侵，預防產生疾病。

❖大腸前段酸鹼PH值5.5，中段6.2以上，下段6.8。

## 米田共的旅程

❖結腸約每30分鐘，擠壓形成袋狀，以蠕動方式，沿結腸一路擠壓糞便。

❖食物殘渣，約花19～36小時，通過大腸。

❖食物從口入到結腸時間，約飯後12～15小時。食物從入口到大便排出，約24～72小時。

❖古人消化食物約花8～12小時。現代人消化食物約花80～120小時（3～5天）。

❖宿便積達3～6公斤，易肥胖、便秘。宿便積達7～12公斤，易睡不飽。

❖養生要訣：成人七分飽。俗諺：若要小兒安，留於三分饑與寒。

❖葛洪名言：若要長生，腸中常清；若要不死，腸中無屎。

## 先認識腹膜的保衛性

腹膜圍繞在腹部骨盆表面的四周，如同堡壘。腹膜覆蓋在腹壁漿膜的表面，被腹膜圍繞的空間，叫腹膜腔，腔內有防護膜液分泌，用來防止內臟器官互相磨擦而受到傷害。

## 為什麼會腸沾黏

❖腸的最外層，有潤滑層，與外界隔絕，不能接觸外界。一旦開刀，引起發炎反應，造成潤滑層，不再潤滑，所以易產生沾黏。

❖當腹部被打開，接觸到空氣、醫療器械等異物，易引起發炎，導致腸沾黏。根據衛福部統計，有93%腸腔手術後發生沾黏。

❖手術後形成的傷口，在傷口修復時的疤痕組織，把不相連的組織，拉下水，黏在一起，造成沾黏。

❖因手術、外傷、車禍所造成，內臟受到撕裂傷而出血、感染、發炎，即使體外皮膚無傷，仍易造成沾黏。

❖體內臟器受損傷，修護組織的纖維母細胞大量增生，易導致沾黏。

❖因某類藥、癌症轉移、放射線治療等因素，導致沾黏。

## 沾黏的陷阱

❖最易沾黏的手術：胸腔科、腸胃科、肝膽科、泌尿科、婦科。其中消化道占6成，婦科占3成，其他占2成。

❖曾患骨盆腔感染、子宮內膜異位症，及蟹足腫體質者，易沾黏。

❖只要手術，沾黏機率約95%，小腸為沾黏率最高之器官。

❖開刀後2～6周，沾黏最易發生。也有開刀3個月後，甚至10年後，才出現沾黏。

❖沾黏中有1/3患者，嚴重到須住院。其中有1/3患者，須再手術。因沾黏而須再開刀，會產生更嚴重的沾黏，陷入惡性循環。

## 腸沾黏後遺症

❖一般沾黏約7天形成，沾黏後，3～6個月出現症狀。

❖無法排氣，腹脹，食欲差，噁心，嘔吐，便秘，腹痛，臍周痛。

❖大便久無法排出，滋生細菌而感染，易腹內膿瘍，嚴重時引發敗血症。

❖腸阻塞，大便排不出，肚子脹到快爆開。若延誤治療，會影響腸道供血，嚴重時須切除壞死組織。

❖腸阻塞後，細菌大量侵犯，產生腹部劇痛，感染發燒。太嚴重時，甚至可能危及生命。

## 腸沾黏的治療

❖採症狀治療，暫時禁食，減輕腹壓。

❖手術時，使用防沾黏貼布。

❖使用類固醇內服，抑制纖維母細胞發生。但類固醇易使手術傷口癒合不佳，易滲漏。

❖腹內膿瘍，需作引流手術，使用抗生素。

腸沾黏的婦人，由兒子載來，臉的兩頰佈滿黑斑，面色暗沉，眉頭皺成一團，右下腹痛得要命，抱著肚子，腰無法挺直。我見狀，先針百會穴補氣，針頭皮針的胃區，額旁2線，並揉按婦人的合谷穴。婦人臉色稍有鬆動，因為她痛得說不出話來，由兒子在旁代為敘述病情。聽完後，我先治標，解決迫在眉睫的腹痛。

## 針灸處理

腸沾黏，採頭皮針，以方便留針，針額旁2線，約頭臨泣穴對向瞳孔透針。額頂帶中焦區，約前頂穴附近。頂中線，約百會穴透向前頂穴。頭上的針，留至睡前才出針。腸子問題，針大腸會穴，天樞穴。腸脹氣，針內關、公孫穴。加强腸肌蠕動力，針足三里、三陰交穴。促腸子排空的伸縮力，針陽陵泉、太衝、合谷穴。

之後，處理噁心想吐，針中脘、內關、內庭穴。肺與大腸相表裏，宣通肺氣，表裏同治，針太淵穴透向大腸經。手術後造成沾黏，為血瘀，針血海、三陰交穴。撥開沾黏，試在肚腹處，有張力，指下有粗硬感處，圍刺一圈。連續針2天後，一周針一次。第一次針灸後，婦人的腹痛，大大減輕，終於露出，好久好久沒有出現的笑容。

**特別囑咐**

❖少量多餐，細嚼慢嚥，勿吃冰品冷飲，勿喝碳酸飲料。

❖少吃會產氣食物：花生、芋頭、地瓜、馬鈴薯、栗子、牛奶、奶製品、豆類、韭菜、發酵的的麵包。糯米類、玉米。

❖勿一次攝取大量高纖維食物：竹筍、芹菜、柿子、蘋果、洋菜、燕麥、小麥、薏仁、地瓜、海藻類、菇類。

❖常按摩天樞、內關、公孫穴，每次各36下。保持腹部溫暖，勿受寒。

❖每天用雙手掌相疊，按放肚臍上，先向右轉36下，再向左轉36下，最後在左脇肋處由上往下推到底，36下。

## 處方用藥

沾黏嚴重，先靠針灸，我的技術還是不夠。第一天，用科學中藥，小建中湯，四逆散加木香，暫緩腹痛。之後開水煎劑，採用吳雄志教授家傳吳門驗方，五通湯的加減：通草1兩，路路通1兩，絲瓜絡1兩，皂角刺1兩，桃仁3錢，蒲黃3錢，五靈脂3錢，當歸3錢，川芎3錢，黃耆1兩，大黃2錢，木香3錢。

通草艮蓬鬆，量又大，先煎取湯汁，再入其他藥材。皂角刺能破膜，但量大易破氣，用黃耆補氣，以拮抗皂角刺。大黃可推陳致新，促腸蠕動排空，但久服反抑制腸蠕動，用木香以拮抗大黃，並用以擴大腸管，木香亦可止腹痛。

血瘀腹痛，用蒲黃、五靈脂，合稱為失笑散，亦治小腸氣痛，尤宜痛處固定而拒按。腹不痛時，可去之。手術後的瘀血，活血，用當歸、川芎、桃仁。其中川芎還可鎮定止痛，桃仁走下焦，當歸還有抗炎、抗栓、止痛作用。

其他藥，通草、路路通、絲瓜絡、王不留行、皂角刺，皆共湊通絡、崩解沾黏之功。此方用於輸卵管沾黏，要加桂枝。有積液，加海藻、甘草。若要加強破膜作用，依體質，較強者，可加三稜、莪朮。服藥後，若病情緩解，要大大減輕劑量，後續作為保養用。若照原方續服，患者會一整天亢奮，甚至晚上無法入眠。

經過連續針灸2天，加上服科學中藥後，腹痛明顯減輕。只有吃不對食物時，還會腹脹。只要針灸完，可平安度過3~4天。真正順利排便，是服了水煎劑之後。經過2個月的治療，病情大致平穩，不再恐慌憂鬱，更不必三兩天就去醫院，打點滴止痛。適逢新冠肺炎疫情，就停止針灸，續服水煎劑保養2個月。

愁腸九回，九曲回腸，各自安位，不再翻腸攪肚，魂銷腸斷。

# 水瀉玉盤千萬聲

水無常形，懸河瀉水，一瀉千里，一瀉萬里，到一瀉汪洋，都是水道渠成。一旦瀉水變成水瀉，氣勢一磅礴，就會在腸中作波濤。

一位36歲年輕小伙子，住在南部，有用不完的精力，充滿理想，混身衝勁，吃苦耐勞。經過幾年的奮鬥，在公家機關，就拚到一級主管，青年才俊啊！但這個職位與錢有關，經常要接洽包商。走在官商勾結、圖利他人、貪污等刑法罪名的鋼索上。小伙子要時時刻刻，戰戰兢兢的裁量，才不會身敗名裂，身陷囹圄。

奉公守法的主管人，不知怎麼的，常常要排便。尤其是正在緊要關頭，就要跑廁所排便，一天3～4次。之後，每天慢慢增加排便的次數，而且大便越來越軟，最後變成水瀉，每次大便量不多，很是苦惱。去給醫生看，吃了藥，沒有改善。醫生換過藥了，還是沒進步。找了幾個醫生，都是剛吃了有效，很快就沒效了。

這到底是什麼問題？

最後醫生說，是壓力造成的，是大腸激躁症，換個職務，病就會好了。可是千辛萬苦贏得的職位，怎麼可能說放就放？之後沒再看醫生，試了很多親朋好友提供的偏方，結局還是一樣。而且還演變到，一天腹瀉20幾次，哪裏也不敢去。很急的時候，還衝不到廁所，就瀉到褲子，很尷尬，又難堪！

主管人終於熬到50歲，可以辦退休了。他二話不說，即刻辦理退休，所有壓力，一下子如釋負重，無官一身輕。主管人心想腹瀉的狀況，就應該可迎刃而解了。結果腸子不領情，照樣洗腹倒腹，30分鐘左右，就要跑廁所，與廁所常相左右，不敢出門。那水瀉的千萬聲，聲聲入耳，聲聲糾心情。

正值壯年，從繁忙日理萬機，一下子無所事事，好像不太習慣。主管人閒不住，竟去參加民意代表選舉，第一次參選，就攻上堡壘，實力十足，政績斐然。雖然還在水瀉，主管人總能在夾縫中，把事情處理妥當，贏得勇伯頭銜。勇伯原本已放棄治療腹瀉問題，有一天在大紀元報紙上，看到一篇中醫專欄文章，又激起了一絲希望。但政務繁忙，東拖西拉的，幾年後，因為常咳嗽不停，才撥空北上找這位醫生。

## 怎樣才叫腹瀉

❖結腸一天吸收1.5公升的水，糞便滯留0.3公升的水。如果每天排出大便的含水量，超過1公升，水便、軟便，即稱為腹瀉。

❖世界衛生組織（WHO）認為，一天3次或3次以上，排出不成形的軟便，就稱腹瀉。中醫稱為泄瀉，台灣俗稱拉肚子，閩南語說是漏屎。

❖人一天約排出200公克糞便。糞便內含水分、鈉、鉀、氯、碳酸氫氣、有機陰離子。只要排便次數增加，含水量也增加，即稱腹瀉。

❖全球每年約有17～50億例腹瀉。

❖世界衛生組織報告，每年約有180萬個孩子死於腹瀉。2012年全球5歲以下兒童死因，腹瀉排行第二大死因。

## 為什麼會腹瀉

急性腹瀉：大多受到細菌、病毒、寄生蟲感染，腹瀉持續在2周以下。

慢性腹瀉：腹瀉持續4周以上。起因很多：

❖消化吸收不良：對麩質有不良反應。乳糜泄、慢性胰腺炎、腸癌的先兆。

❖激躁性腸症候群：情緒波動頻繁、壓力、焦慮、抑鬱、腦腸障礙。

❖小腸缺乏乳糖酶酵素：亦稱乳糖不耐症。乳糜瀉、克隆氏症、胃癌曾受放射線治療、各種癌症化療後引發腸道併發症。

❖感染性：感染結核菌、阿米巴菌。

❖發炎性：潰瘍大腸炎、克隆氏症、克羅恩氏症。

❖內分泌障礙：甲狀腺機能亢進、類腺癌。

❖肛門括約肌障礙：肛門瘻管、肛門神經病變。

❖腸蠕動失調：甲狀腺機能亢進、甲狀腺機能低下、胃切除、胃迷走神經切除、硬皮症、類腺癌、糖尿病、大腸癌合併腸阻塞。

❖藥物性：服含瀉類藥物。

❖脂漏性：大便含脂肪7公克以上，大便呈油狀。胰臟外分泌功能失調、淋巴回流受阻、腸道內膽汁酸不足。

## 米田共的色彩

正常大便色：肝製造黃綠色膽汁，進入消化系統，分解食物脂肪。經由糞膽素、尿膽素的化學作用，而成棕色、黃褐色、棕黃色、土黃色。

❖黃色：吸收不良。淡黃色為脂肪消化不良。吃母乳的嬰兒排黃色大便，視為正常。

❖綠色：腹瀉、腸道有細菌感染、消化不良、腸的功能失調、腸阻塞、受到驚嚇。

❖墨綠色：細菌感染伴腐臭味、吃太多深綠色蔬菜、服抗生素、吃維他命。

❖褐色：若便秘，便硬卻容易排出，連數天，可能是胃腸出血。

❖黑色：上消化道胃及十二指腸出血、慢性出血。
食物染色，吃了墨魚、動物血、動物內臟、含鐵藥。
若大便硬又色黑，不易排出，可能是宿便，大便待在腸子的時間過久所致。
❖漆黑色：胃潰瘍、十二指腸潰瘍、胃癌前兆。
❖柏油色：大便味腥，為痢疾。
❖鮮紅色：下消化道小腸末端、大腸出血。
痔瘡、直腸癌、大腸息肉、大腸癌前兆。
食物染色，吃了紅肉火龍果、紅番茄、紅蘿蔔、甜菜根、桑葚。
❖暗紅色：伴腹部劇痛、嘔吐。可能是腸套疊、腸扭轉、腸梗塞。
❖紫色：連續幾天排紫色糞便，可能是胃腸出血。
❖灰白色：因結石、腫瘤、蛔蟲引起膽道梗阻。肝、膽、胰功能異常。黃疸性肝炎、膽腫瘤、膽道阻塞、膽結石、胰腺癌、蛔蟲。服次水楊酸鉍。

## 水瀉預後

❖因體液流失，產生脫水，脫水惡化，造成排尿減少，心跳過速，面色蒼白。

❖嚴重性腹瀉，因水分、電解質嚴重失衡，造成死亡。

當勇伯走進診間，第一件事情，就是找廁所。面容灰暗，唇色黑，很疲倦，但敘述病情有條有理，舉手投足很有風度，果然是見過世面的人。勇伯被廁所牢牢套住，要如何解套？

## 針灸處理

30年的病情，病久必虛，必瘀，必入腎。勇伯年過一甲子了，要補虛，長期水瀉，氣下陷，也要補氣上提，針百會穴，2針齊刺。排便，是依恥骨的直腸肌，肛門的內外括約肌的收縮來調節，這些肌肉群，是否因久瀉，如螺絲鬆了，關門關不密，補肌力，針足三里、三陰交穴。

腸道的水分太多了，是不是可以學大禹治水，把腸道水移到水道去，加强水液代謝，針陰陵泉、湧泉穴。腎主二便，補腎，針關元、照海、湧泉穴。有少量大便時，大便顏色是黃褐色，算正常，但還是要調腸子機能問題，針天樞、合谷穴。泄瀉，腹脹，針公孫、內關穴。肺與大腸相表裏，加上勇伯常咳嗽，針列缺穴。

## 處方用藥

採用科學中藥。要導腸道水入泌尿道，以腎主前後二陰，補腎，用濟生腎氣丸。老是大便大不乾淨的水瀉，其實也是便秘的一種，用五苓散健脾利水。五苓散可治便秘亦可治腹脹。請平胃散坐鎮中焦。並請勇伯用鹽塞肚臍，外用紙膠布貼著，再用艾條薰臍，亦是補腎補土之意。

第二周回診，勇伯雀躍之情，喜上眉梢，水瀉次數大大減少，只有8次。我察看勇伯舌下稍紅，舌苔中間稍白膩，舌質卻淡白，舌邊有齒印，面頰內有齒痕，舌兩側多津液。莫非腹瀉之初，當時有受到暑氣鬱滯腹內，久不散成伏邪。

於是，大幅度改變用藥方針，用五苓散治脾胃虛弱，濕阻氣滯，調節水便。

用藿香正氣散，解暑濕鬱於腸內。用香砂六君子湯，治氣虛多痰，調理中焦氣機，抗潰瘍，補虛調節免疫功能。再加車前子，調肝利水，導水由小便出。

第三周回診，勇伯簡直不敢信，大便竟已成形，稍軟，大便次數5次左右。就這樣，解決了他30年的困擾，勇伯感激之情，溢於言表。我也喜出望外，這一戰成功，我比勇伯還高興。勇伯不敢停藥，吃著保養。固定一周針灸一次，一個月後，勇伯大便竟然正常，一天一次，臉色不再暗沉，也不常咳嗽，精神好很多。

自此以後，勇伯脫胎換骨更神勇了，以前不敢做的事，一一拾起，教書法、教氣功，服務選民，幫朋友管理價值上億的莊園。還常把我的醫案寫成小故事，寄給在國外留學，攻讀博士的女兒。

勇伯忙得不亦樂乎，揮灑著生命的光彩。有時，吃到寒性食物，太勞累腹瀉就提出抗議。勇伯從此小心調理身心，不再被水瀉玉盤的千萬聲所困擾。

# 乘願再來

有一個小故事：一位年輕人，天年到壽時，與心愛的人，依依不捨的訣別，許願來生再續前緣。到了西天，縷縷離愁堆成雪。年輕人問佛祖：「何時才能再見到心愛的人？」佛祖問：「你有多想？」年輕人即刻應答：「願付出一切代價！」佛祖搖搖頭說：「你得承受，日晒500年，雨淋500年。」苦海無邊啊！

就這樣，年輕人經過嚴苛又嚴峻的考驗，風吹日晒雨淋，一個500年，又一個500年。千年後，穿過銀河，下凡塵。但下世前，必先洗去所有前世的記憶。天地茫茫，人海茫茫，年輕人如何尋找心愛的人？

一位59歲的婦人，年輕時背部受傷，一天只能平躺1～2小時，都是坐著睡。各方求醫無效，常胸悶、心悸、眩暈、氣喘、頸部常感到要斷了。作小姐時，雖然體弱多病，卻常做義工，像大姐頭，古道熱腸，很愛幫助別人。那雙巧手，很會做傳統工藝，也很會做菜，一次可以當主廚，料理百人宴席。

大姐頭因為體弱多病，還要照顧弟妹和生病的姊姊。因此不敢結婚，為怕給夫家添麻煩，準備為家庭犧牲，打算單身終身。但是人想的，和天想的不一樣。大姐頭來調身體，覺得自己進步很多，有一天，她帶一位年輕男士，來看疝氣的問題，我以為是她弟弟。結果，大姐頭介紹說是她先生，從事水電技師工作，哦喔!?

## 疝氣是什麼

❖腹腔內的器官，大腸、小腸、盲腸、卵巢、輸卵管、網膜等器官，脫離崗位，游離外地，到不正常的位置，統稱疝氣。

❖依人種，疝氣發生率，黑人10%，黃種人7%，白人5%。台灣疝氣發生率：幼兒8%，早產兒10%，足產嬰兒1.5%，成人6%，男女比例9：1。

## 疝氣種類

❖腹股溝疝氣：腹股部份是腹壁轉折處，較薄弱。當腹壓增加，使腹腔內的水份，大腸、小腸、盲腸、網膜、卵巢等器官，易掉入到腹股溝或陰囊內，稱為腹股溝疝氣，或稱鼠蹊部疝氣，或稱直接疝氣。

好發於成人，是最常見的疝氣，占疝氣90%以上，俗稱脫腸、墜腸。又分斜疝、直疝二種。斜疝最常見，陷入陰囊，右側比左側多。

❖股疝氣：指腹腔內器官，掉到大腿與腹部相接處。大腿底根部，有個股管結構，若股管開口鬆軟，連帶附近的肌肉、韌帶變薄弱，腸子易由此處外凸成股疝。多見於40歲以上婦女。妊娠時腸內壓力高，得股疝風險增加。

❖臍疝氣：指腹腔內器官掉到肚臍附近，致臍突出。因臍帶穿過的腹部筋膜，未完全關閉，新生兒小腸從肚臍鑽出。成人少見，成人多是中年經產婦。臍疝氣易嵌頓。

❖切口疝氣：因作手術後，稍長或較大的傷口，腹壁復原不完全，腸子或腹內器官，掉入此處缺口。

❖間接疝氣：睪丸下降到陰囊的通路，因下降通路閉鎖不全，形成鞘狀突，小腸在此路徑亂跑，稱為間接疝氣，多見於幼兒。

## 疝氣的病因

❖腹腔內壓力增加，迫使腹腔內臟器離位。

❖腹壁發育不良，應縮小，或應封閉的缺口，未完全關閉。

❖受傷，瞬間用力過度，常提重物，用力咳嗽或痙攣性陣咳，大小便時腹部過度用力，中廣型肥胖，懷孕末期胎兒過大，身體老化脾氣虛、腎氣虛等等原因，致使腹壁薄弱，撕裂，或致腹壓升高。

## 疝氣症狀

❖疝氣有95%，由外觀可察，尤其是在站立時，腹部用力時，特別顯出突出物。

一旦躺下，放鬆時，突出物回縮至腹腔，有如狐狸入洞，又稱狐疝。形狀大如拳頭，小如雞蛋、板栗大。有的伴有灼燒感，腫痛，水腫。鼠蹊部有牽拉痛、沉重感、拖曳感。彎腰，用力咳嗽，提重物時疝氣較明顯。

❖新生兒、幼兒在哭鬧，咳嗽，大便用力時，腹股溝有一塊鼓起，有時下墜至陰囊、陰唇，有時伴有睪丸下降不全。甚者會腹痛、噁心、嘔吐、厭食、常哭鬧。更嚴重時，腸子下墜卡在疝氣袋內，造成腸子壞死，或引發腹膜炎。

疝氣併發症

❖崁頓：凸起的小腸太多，或凸出的時間太久，凸出的物塊變紅變腫，無法推回原處，卡住了，稱為疝氣崁頓，會引起腹股溝痛、噁心、嘔吐，須緊急開刀。

❖壞死：當小腸崁頓，使供血的血管受擠壓，無法正常供血，致小腸漸腫大變紅，嘔吐，腹部疼痛難忍。小腸因長時間缺血，漸壞死，須緊急開刀。

## 疝氣誤區

❖疝氣與陰囊水腫、脂肪瘤、靜脈瘤、腫瘤、靜脈曲張、膿瘍、淋巴腺炎等易混淆。小兒陰囊水腫，一歲前會自行緩解。

❖疝氣易與他病合併，例如：大腸癌合併腸阻塞，前列腺肥大合併排尿困難，陳舊性肺病慢性咳嗽。

## 疝氣的治療

現代醫學口逕一致：目前無任何藥物，或任何治療方法可以治癒，除了手術以外。

## 疝氣手術併發症

❖肌肉張力痛：麻醉藥退去後，肌肉恢復張力時，產生很大的拉扯痛感。占傳統手術2%～10%。

❖神經痛：手術後影響神經，或網膜沾黏、拉扯，引起抽痛、慢性痛。

❖皮膚麻木感：傳統手術傷口長，皮膚體表神經被切傷，導致麻木感。神經受傷，約數周、數月、數年，會慢慢自行恢復。

❖傷口發炎：手術傷口感染、發炎。占一般手術2%。

❖睪丸問題：產生睪丸缺血、睪丸萎縮、精索扭轉或斷裂的情形。占一般手術1.8%。

❖腹腔出血：腹部出血、輸精管出血、陰囊出血，占一般手術1.3%。需再手術治療。

❖其他臟器損傷：傷及膀胱、腸阻塞、腸沾黏、腸破裂。占一般手術0.5%~0.7%。

❖陰囊積水：占一般手術0.5%。

❖疝氣復發：占一般手術1%~10%。

❖麻醉後遺症：全身疾病、心臟病、腦中風。占一般手術0.2%。

❖特異性體質：個別出現過敏、慢性頭痛、腰痛、休克。

## 針灸處理

年輕技師就是不想動手術，所以一拖幾年過去了，老婆趕鴨子上架。

技師腹瀉10年，舌淡，舌邊有齒痕明顯，脾氣虛寒，補脾，針三陰交、內關穴。疝氣，中氣下陷外，小腸墜入陰囊，常腰酸，也是腎氣寒之象，針百會、氣海、關元穴，其中百會穴下2針排刺。腹肌的薄弱，補脾胃，針三陰交、足三里穴。緩解腹部壓力，找帶脈，針足臨泣、帶脈穴。

腹股溝變脆弱，針急脈、氣衝穴。筋及肌肉的伸展力，筋膜的彈性，找肝膽經，針陽陵泉、太衝穴。疝氣的脹痛，拖曳感，針合谷、太衝穴。加强腹網膜的堅韌度，針天樞、下脘、氣海穴，此針法還可預防中廣型肥胖。預防感冒，以免因咳嗽，加重疝氣症狀，針百會、風池、曲池、合谷穴。每周針灸1次。

## 特別囑咐

❖少提重物，若無法避免，用身體之力提物，所提之物靠近身體，勿僅用腰腹部之力。

❖控制腹圍。少喝冰冷涼飲、寒性食物。早晚勿吃水果。飯後1小時，勿喝超過300CC水量，以免造成痰飲，積在下腹部。

❖小便時腹部勿用力。小便時，舌輕頂上顎，閉口勿說話，稍踮腳尖，排尿較順暢，且可排尿不洩氣。

❖大便時腹部勿用力。大便時，手握手腕兩側，為大腸、小腸經，一握一鬆，有助順利排出大便。

❖按摩肚臍（神闕穴）36下，或用艾條薰肚臍、頭頂百會穴，各5分鐘。冬天可薰10分鐘。

❖晚上洗好澡，平臥，臀部貼牆壁，雙腿雙腳抬高貼牆壁，約10分鐘。

❖將雙手抱膝，慢慢向胸前，到位後平放，3次為一輪，連作3輪。

❖注意保暖，尤以中下半身。四季都要穿長褲，睡覺加穿襪子。勿冷氣、電扇直吹下腹部。

治療2個月後，大姐頭開始講天方夜譚的真實故事：

一位26歲小伙子，從事水電技師工作，長得憨厚，老實，工作勤快，任勞任怨，內向，沉默寡言。如果有女孩和他說話，他就羞澀的滿面通紅，不知所措。有一次，在4樓工作，同伙2人拉水電的電線，一個不小心，2人拉力失控，技師從4樓跌墜，當場脾臟破裂，多處挫傷、拉傷、骨折，緊急送醫院手術，切除脾臟，骨折修復。大難不死，有後福嗎？

技師大患難之後，腹肌好像較無力，漸漸出現右腹疝氣，因為技師家中還有弟妹，要幫忙負擔家計，所以疝氣的問題，一拖再拖，只圍個疝氣帶作輔助，工作中又不能避免搬重物，以致疝氣問題越來越嚴重。技師想用自然療法，到練氣功場上去試試。

技師的樸實，留給許多女孩好感，群鶯亂飛，也沒飛入技師眼簾。走過萬紫千紅，也沒有哪朵花，引起技師注目。為了疝氣，不想開刀，試試練氣功。就在練功場上，奇妙的事發生了，月下老人悄悄的，投下一顆炸彈。一位面色慘白，臘黃憔悴如黃花的大姐，因為背痛不能臥，醫治無效，也來練氣功。憨厚的技師，就在看見大姐的那一刹那！一陣熱騰騰之氣，像電流般，從心窩穿腸過，被電到。

素未謀面的大姐，卻那麼眼熟，羞澀的小伙子，腦筋突然開花，熱情的，每次都為大姐準備好坐墊練功。沉默木訥，不善言辭的小伙子，竟然每天打電話給大姐請安，把大姐嚇到了！開了花的土包子，更進一步，每天等大姐下班，送她回家。大姐怕耽誤小伙子的青春，數度拒絕，可那小伙子情有獨鍾，不撞南牆不回頭，繼續獻殷勤。

大姐的親友，小伙子的親人、死黨好友，都懵了。大姐其貌不揚，其身不俏，加上體弱多病的痴肥，又老又醜，小伙子到底看上她哪一點？小伙子說不知道，就是愛她，一定要愛她。情人眼裏出西施，讀她千遍也不厭倦。

大姐年齡大小伙子9歲！這一追就追了12年，痴情郎從黃花追到黃臉婆，從少婦追到歐巴桑，雙方家屬親友都被莫名的感動，連佛祖都被感動了，把他們送作堆，步上紅毯，祝福他們，新郎正值年壯的39歲，此時新娘已是更年期的48歲。

婚後的大姐頭，除了煮三餐，其他家事都是小丈夫包辦，先生對愛妻更是憐愛有加。12年的追求，11年的婚姻生活，從來沒吵過架，兩人從沒有異性朋友，兩人前半生都坎坷苦難，從見面的那一刻，從一而終，緊緊珍惜著，歷經艱苦，得之不易的幸福。

天方夜譚美麗感人的真人真事，聽了深深感動！技師的疝氣，只剩一點突出，不再有沉重感，已不會腹瀉。大姐頭的背已不疼了，安臥在滿心愛她的丈夫懷中，如此安詳幸福。

會不會是那個傳說中，日晒500年，雨淋500的年輕人？穿越時空，來到地球，從呱呱落地，跨過童年，走過青澀年華，在時間長河中，苦苦尋尋覓覓，皇天不負苦心人，終於找到最愛。千年之約，乘願再來，續前緣，此情永不渝。

# 豪情壯痔

年輕人總是豪情壯志，壯志凌雲。中年人歷經人生磨練，總是寧靜致遠。一旦變成豪情壯痔，寧靜痔遠，那是什麼場景？

《莊子》記載著一個故事：秦惠王患痔瘡，如果有人願意吮吸他的痔瘡，便可得車一乘。若有人願意舔舐他的痔瘡，便可得車5乘。如果所用的手段愈不堪，所得的車就愈多。眞是小人得「痔」。

鼎鼎大名的軍事家，拿破崙的豪情壯志，竟差點敗給「壯痔」。在英國驚訝的發現一本書，叫《拿破崙的痔瘡》，名人的痔瘡竟可寫成一本書！書內敘述：有一次戰役，拿破崙的痔瘡發作，醫生把幫拿破崙的痔瘡吸血的水蛭，搞丟了，事情大條了！醫生只好改給拿破崙服止痛藥，結果療效差。拿破崙的痔瘡，使他痛得坐立難安，劇痛得無法騎馬赴前線指揮作戰，以致貽誤軍機，吃了敗戰，果然

「壯痔」豪情不得！

一位50歲藥劑師，自從自行開業後，藥業繁忙，久站多年，肛門叫屈。有一天，肛門內外括約肌的靜脈血管叢，終於忍不住，大發雷霆，氣包匯聚成靜脈瘤。藥劑師少年得志，也得痔，不以為意，繼續為事業打拚。不知道從什麼時候開始，感到痔瘡腫脹得不舒服，藥劑師閒著沒事，就用手去摳痔瘡。

有一天，藥劑師竟把痔瘡摳破了。痔瘡破皮後，變得很癢，很癢而又搔不到癢處，真令人不爽。藥劑師自行外擦藥膏。幾個月後，痔瘡的癢痛，不但沒有改善，還變成瘻管，時不時就流出膿水或膿血。老婆見老公飽受痔瘡折磨，苦口婆心的一直勸他去作手術。藥劑師怕作手術後，會失去肛門，儘管老婆軟硬兼施，說破了嘴，他仍硬是不肯去。

藥劑師因為痔瘡痛得坐立難安，所以很少出門，只能寧靜痔遠。因為痔瘡膿血及膿水，總是流不止，也因為痔瘡膿血有腥臭味，藥劑師都不敢和親友往來或聚餐。連吃食物都戰戰兢兢的，一吃錯食物，痔瘡馬上給他好看。就這樣一拖再拖，9年過去了，一籌莫展，雖然藥局事業興隆，藥劑師還是被痔瘡折騰變成憂鬱症，最終關閉藥局，到醫院上班。

藥劑師來診時，說話聲音低沉，好像肺氣不足，愁眉苦臉的。對治療痔瘡沒抱多大希望，抱著姑且一試的心態。眼神流露的是疑惑：中醫可以治療這個頑疾嗎？

**肛門的相貌**

❖ 直腸是大腸的家族成員，是消化道的末端。直腸的出口，就是肛門。

❖ 直腸與肛門的分水嶺，是一條齒狀線，分隔楚河漢界。

❖ 有內肛門括約肌，為內臟肌，在沒有意識情況下，以自律神經的作用，自行收縮。

❖ 有外肛門括約肌，為隨意肌，可隨個人意識收縮。

❖ 肛門內側有黏膜，黏膜下有靜脈血管叢，還有支撐血管的結締組織。

## 肛門的魄力

❖ 肛門又叫魄門。大腸之末端，為氣魄之門戶。以肺藏魄，而肺與大腸相表裏之故。

❖ 魄為陰，肛門為陰之末端，排糟粕。死亡前，魄氣往下走，從魄門走散而出，所以死亡的刹那，即脫肛。

❖ 古人急救危重病人，用軟木塞堵住肛門，把魄氣留住，使勿外洩，向閻王爭取搶救時間。

❖ 魄氣足，大腸暢達，肛門緊密，較不會漏屎。

❖ 食物在直腸形成糞便，由3條肌肉負責，將大便排出肛門：恥骨直腸肌、內肛門括約肌、外肛門括約肌。

## 痔瘡的由來

❖ 一般俗眼，認為痔的由來，是因為寺廟裏的出家人，長時間禪坐、靜坐、打坐等所造成的病，所以寺字外加病字旁為痔。

❖痔瘡就是直腸內或周圍靜脈叢的血管，充血擴張、曲張，成靜脈瘤，黏膜表面膨脹像腫瘤一樣，而支撐血管的結締組織，受破壞而突起，別名痔核。

❖痔瘡外觀，紫褐色，大小形狀不一，柔軟成結節狀。

❖高度文明國家痔瘡盛行率近4成，相當驚人。

❖十人九痔，一半的成人，50歲以前，都曾患痔瘡，肛門痛、癢、出血。

## 痔瘡的成因

真正造成痔瘡的病因，至今不明，只能推測：

❖腹壓升高、肛門壓力升高：使內外肛門括約肌的靜脈血管，回流受阻，使肛門血液循環變差，以致瘀血，或血管破裂，黏膜膨脹形成痔瘡，很像突出小肉團的疣。

❖長期靜脈壓力增加：可能因久站、久坐、久蹲、久瀉、久便秘。

❖心臟、腸胃、肝腎功能異常：所致便秘、瘀血，造成全身血液循環不良。
❖孕期子宮擴大：下腔靜脈受壓隨之增加，造成下肢血液循環受阻。妊娠第3期，80%有痔瘡。
❖分娩時用力過度：造成肛門脫肛、出血、劇痛。
❖年老：直腸肌支撐血管的結締組織叢變弱，且鬆弛，平常活動力減少，影響靜脈回流，以致血管叢異常成痔瘡。
❖排便時常常用力過度。飲食太精緻。
❖痔瘡高危險群：慢性咳嗽、前列腺肥大、常用肛門軟便劑、常用灌腸藥者。

## 痔瘡的種類

肌門內有一條齒狀線，作為痔瘡類別的門檻。

❖內痔：痔瘡長在齒狀線以上，直腸內，表層為腸道黏膜，使腸外圓柱狀上皮組織隆起。由內臟神經控制。內痔較沒痛覺，也沒有不舒服的感覺。

❖ 外痔：痔瘡長在齒狀線以下，表層為正常皮膚，使鱗狀上皮組織隆起，對痛覺敏感。血塊、血栓積在外痔皮下，造成發炎、腫脹、劇痛，又稱血栓痔。

❖ 混合痔：痔瘡長在同一方向的肛門齒狀線上下，內外相連，無明顯的分界線，其靜脈曲張成肉團狀。

## 痔瘡分級

❖ 第一級痔瘡：排血便，痔瘡顏色鮮明或暗沉，時有症狀，或時無症狀，40%沒有明顯症狀。可完全自癒。

❖ 第二級痔瘡：如廁後，痔瘡自動縮回窠臼，開始呈下垂現象。

❖ 第三級痔瘡：如廁後，痔瘡須用手推回原位，會痛，易發炎，發癢。

❖ 第四級痔瘡：如廁後，痔瘡無法用手推回原位，會癢、痛，伴有慢性發炎。

## 痔瘡的症狀

❖肛門周邊有硬塊，肛門腫脹不舒服，輕微疼痛。

❖肛門周邊皮膚癢、劇痛、滲便。

❖肛門燒灼感、便意感、膿瘍。

❖排便時，無痛性出血，或間歇性血便，或不出血。內痔較常出血，大便末端有鮮血，非整條大便皆是血。

❖排硬便，便秘或腹瀉，排便時痔瘡疼痛。

❖用力排便，致內痔脫出肛外，脫垂，肛門痛，很不舒服。

❖肛門脫出、扭轉、發炎、潰瘍。

❖便秘，用力排便，嚴重時傷及肛門動脈，引發大出血。

❖胃潰瘍、十二指腸潰瘍，所造成的便血，呈瀝青狀的黑色便，而痔瘡血色鮮紅。亦有大腸癌、肛門癌、其他疾病，造成直腸出血的便血。

❖直腸癌，肛門的腫瘤，摸之不痛。痔瘡初期摸之亦不痛，之後，會因飲食、情緒、熬夜、作息，有不同程度的疼痛。

## 痔瘡併發症

❖出血，便秘用力排便，易瘀血，易破皮出血。

❖內痔外痔、混合痔，嚴重時，造成脫肛，發生嵌頓，使肛門組織長期發炎，甚至壞死。

❖痔瘡久不癒，長期慢性出血，致貧血。嚴重時大量出血，甚至暈厥，要輸血。

❖痔核血栓，輕者肛門癢、壓迫感，重則燒灼感，坐立難安，排便時痔核擦破而出血。

## 痔瘡的治療

❖橡皮筋結紮法，宜痔瘡第1～3級。

❖傳統痔瘡切除手術，宜痔瘡第3～4級。

❖紅外線燒灼熱凝術，雷射療法，宜痔瘡第1～2級。

❖藥物注射法，注射硬化劑，宜痔瘡第1～2級。

❖冷凍療法，軟化療法，環狀切除術。

❖免疫力差、服抗栓塞藥、肝硬化患者等，宜採保守治法。

## 痔瘡手術後遺症

❖疼痛：尤其是麻醉藥性過後，依體質疼痛時間長短不一。

❖出血：可能因為血管結紮不夠緊或滑脫所致。

❖血栓：20%～30%患者，產生外痔血栓。

❖排尿困難：尿滯留，是肛門手術最常見的問題。

❖尿道感染：細菌感染所致。

❖潰瘍：結紮後2～5天脫落，留下壞死根部，如果產生潰瘍，發高燒，會陰腫痛，會陰部潰瘍，或陰囊水腫，肌膜炎等症狀，有可能引發敗血症，嚴重時要作大腸造口，排便改道。

❖ 肛門裂，肛門狹窄，肛門瘻管，大便失禁或便秘。
❖ 黏膜外翻，肛門皮膚下垂，假性息肉。
❖ 手術後復發率1/10。

## 針灸處理

藥劑師年齡已超過一甲子了，先補陽氣再說，針百會穴，此穴亦治痔瘡。治痔瘡，針曲池、孔最、足三里、承山穴，其中承山穴直刺，到穴得氣後，將針身提出一點，再向肛門方向刺去。原本痔瘡，直接在痔瘡周圍圍刺，並針長强穴，上接百會穴，串連督脈，療效較速。可是，藥劑師說俯臥不舒服，他仰躺著針就好。兵無常勢，水無常形，就依他的意願處理。

便血，便秘，脫肛，由前頂刺向百會穴，為瀉法，針此穴時，請藥劑師作提肛動作5秒。針額旁2線，額旁3線，約頭臨泣穴透向瞳孔方向，本神穴透向眼尾方向。去瘀血，針曲池、血海、三陰交穴。消膿血，解毒，針曲池、血海、築賓穴。

助腸子蠕動，針天樞、公孫穴。精神憂鬱，針百會、合谷、太衝、關元穴。一周針灸一次。

## 特別囑咐

❖勿食冷飲冰品，勿食辛辣、刺激、厚味食物。勿穿緊身內褲。

❖排便勿用力，如廁時，手按壓手腕兩側凹陷處，一壓一放，或按著手腕兩側左右轉。可將大便排乾淨。排完便，用水沖洗肛門。

❖蹲著排便比坐馬桶如廁，較可預防痔瘡。排便時，依體形呈15～45度角前傾，較易排出大便。

❖溫水坐浴肛門，10分鐘。如果肛門腫脹疼痛，用一盆熱水，一盆常溫冷水，肛門坐浴熱水3分鐘，冷水1分鐘，熱3冷1，作3個循環。

❖上廁所要專心，不要閱讀書報，勿滑手機，最宜5分鐘內解決。

❖健肛操：縮肛9秒，放鬆，連作9次，可促進肛門直腸回流。揉按公孫穴

36下。繞肚臍揉按36圈。

❖勿久站，若需久站，兩腳與肩同寬，膝蓋微蹲5～10度角，半小時，單腳，踮腳尖9秒，踮腳跟9秒，換腳做。

❖勿久坐，若需久坐，半小時，兩腳，踮腳尖9秒，踮腳跟9秒。

❖勿久蹲，若需久蹲，一腳大腿與小腿呈90度蹲下，一腳全蹲下，半小時換腳換位。痔瘡較嚴重者，久蹲易脫肛。

❖痔瘡較嚴重者，少提重物。

❖無花果，1天吃5～6個，要吃成熟紅色果實。不可吃未成熟無花果，易致胃糜爛。

❖無花果枝、根，切碎，煎汁，溫敷痔瘡，或坐浴。

❖無花果葉2片、蓮草1片、水1公升，煎汁，外洗痔瘡。

❖枸杞皮、黃柏皮各1錢，煎水，外洗或溫敷。

❖蒜頭切成3等分，在烤熱的石頭上，布包，汁滲出布面，用此布磨擦痔瘡，直至布冷，每日4～5次。

❖酢醬草全株3錢、水500cc，煎汁，外洗。

❖酢醬草全株乾品，加等量馬齒莧莖、葉，煎汁外洗，此法治痔瘡痛最良，以紫葉的紅色酢醬草最佳。

❖痔瘡痛，蛤仔一碗布包，泡熱開水，5分鐘，取出外貼痔瘡。

## 處方用藥

採科學中藥，散腫潰堅湯，桃核承氣湯，加蛇床子、蒲公英、魚腥草。一個月後，肛門完全不癢，處方減蛇床子，膿血水減少。

2個月後，肛門膿血完全停止，痔瘡已漸不痛，藥劑師才真正嘗到舒適安坐的滋味，如此幸福美好！恢復往日豪情壯志，之後，仍每周來針灸保養，一直到新冠肺炎疫情爆發，結束治療。

# 長風萬里送秋雁

老天創造了獨特的「人」，給予無限契機、生機，也給予定數。想要長命百歲，就要從長計議，長年累月，問長問短，截長補短，細水長流，才能長治久安。

一位72歲阿伯，喪偶30年，來調養身子2年多了，身體漸健朗。近日喜上眉梢，春風得意，黃昏之戀，如晚霞般燦爛，整個人就年輕起來。有一天，阿伯低聲的，很不好意思的說：「我和女朋友做那件事的時候，會出血。」我聽了非常驚訝！兩個70歲的異性朋友，原以為他們只作朋友，精神寄託。沒想到70歲了，還可以鴛鴦戲水，享受人生性趣，也是一大幸福事。

我回答：「阿伯，你這樣說，太籠統了。下次你做過後，用手機拍下來給我看。」次周，阿伯來診，把行房後，精液內有血的照片，拿給我看。血的顏色暗紅，還稍成塊狀。我第一句話就說：「阿伯，你真神勇！70歲了，還可以一周做一次。

你做完會不會累？如果太累，不要勉強哦！表達感情的方式有很多種，不必每次都真槍實彈上場。」阿伯聽了哈哈笑！

## 精液是如何生成的

❖ 睪丸製造精子，由細精管送到副睪丸，精子在副睪丸內，再精煉到完全成熟程度。精子通過射精管後，與儲精囊、前列腺、尿道球腺等的分泌物，混合成精液。

❖ 正常精液初呈黏性，色乳白，又含灰白色凝塊，約10～20分鐘，自行液化，呈現半透明，混濁的稀薄黏液。

## 睪丸的功能有哪些

睪丸有3種細胞，分工合作，相互協調，完成上帝的使命。

❖ 精細胞：可形成下一代的配子細胞（精子），作為傳宗接代的種子。

❖史脫力細胞：位於曲精管內，可產生精蟲。主要任務，是供應精細胞營養。

❖萊氏細胞：專門製造男性賀爾蒙、睪固酮、雌二醇（每個人都是雌雄同體哦！），主要任務，讓男性有正常性衝動，能正常製造精蟲。

## 精子是如何製造的

❖精子在睪丸內約50～60天形成，之後在輸精管儲存，進駐約24天。精蟲由史脫力細胞補給營養。由不成熟的精原細胞，漸漸轉為各種精細胞。

❖未成熟的精原細胞，是可愛的圓形，沒有尾巴。成熟的精細胞，像蝌蚪一樣，有尾巴，俏皮搖擺。

❖精子經由輸精管的錘鍊後，精子進入副睪丸內，繼續深造，約18～24小時，修成正果，搖身一變，變成活動力强、戰鬥力强的精蟲，開始作强而有力的，旋轉擺尾運動。可執行千軍萬馬搶過獨木橋的任務。

## 精子如何出操

❖ 精子在副睪丸整裝，約2周，裝備完成，送到儲精囊待命。

❖ 遇有射精衝動，儲精囊啓動爆發力，開始收縮。

❖ 儲精囊將精蟲射出，排到射精管，一路噴到尿道，排出男性生殖道。

❖ 每次射精如機關槍發射，為連續發射4～6次。龜頭有一團熱氣，一股性衝動能量。

## 精子的生命史

❖ 男性一生平均射精7200次，其中含2000次自慰。

❖ 男性一生精子產量，約1012億個。

❖ 副睪丸可射出2～5億個精子。

❖ 男性平均射精速度，時速45公里。

❖ 男性每次射精約5毫升，一生精液量約4斗，即80公升左右。

❖男性一生勃起約3000～6000次。

## 精子的出操率

❖成人射精，一天勿超過3次，一周勿過10次。

❖射精次數參考標準，以年齡的10位數乘以9。

例如30歲男性，3×9＝27，即2周7次。

40歲男性，4×9＝36，即3周6次。

50歲男性，5×9＝45，即4周5次。

60歲男性，6×9＝54，即5周4次。

70歲男性，7×9＝63，即6周3次。

這只是參考值，還有另外的境界，可以練精化氣，通任督脈；進階，練氣化神，通十二經脈，奇經八脈；最後，練神還虛，讓眞氣周流全身，氣息若有若無，天地人合而為一，能青春常駐。

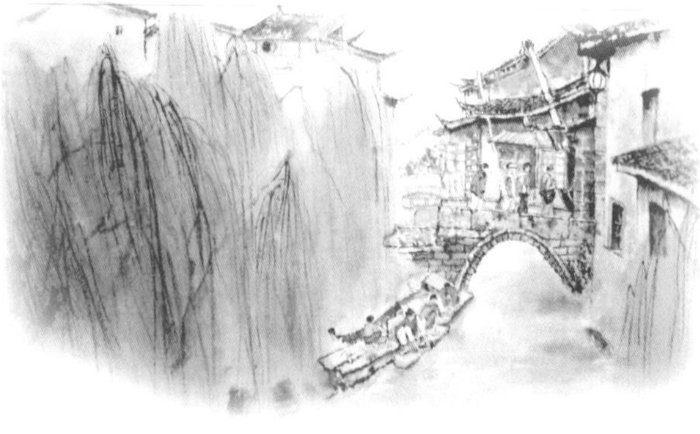

依照上表加參考值，阿伯一周一次的頻率，他的腎精會不會提早虧虛？誰先射完誰先走，細水長流才是上策。我分析給阿伯聽，提醒阿伯：「子彈用完了，以後會沒子彈好用，請省省的用。色食性也，但不是淫。君子好色而不淫，刺激雄激素，可保持活力。而且，你知道嗎？佛教說有一種鬼叫色鬼，專門在人行房射精時，蹲在底下吸取精液。」阿伯聽了，愣了一下。

我繼續說：「中醫提倡『恬淡虛無，眞氣內守』，才是養生之道，才不會招引非人（鬼）來附。精氣滿溢時才做愛，較符合生理養生。當做愛時，下丘腦刺激性激素，五臟精氣都奔向生殖器，不只是腎氣。行房多，易五臟衰，筋骨衰，性疲勞，性衰老。」

問題是，為什麼阿伯的精液中會出現血塊？他自己也很緊張，到西醫泌尿科去檢查，看看有沒有惡性病，或其他什麼病，或其他什麼的問題。

## 針灸處理

雖然老當益壯，也要先固老本，補陽氣上提，預防精血過度下泄，針百會穴，下3針排刺，百會穴兼治陰部疾病。腎精虧虛，可能精微物質，來不及化成精液而為血，補腎氣，針氣海、關元穴。精液中有血，必有血瘀，針曲池、血海、三陰交穴。精血中有塊，必有氣滯、氣虛，針曲骨、橫骨、歸來、足三里、三陰交穴。腎水流泄太多，補腎水，針湧泉、太谿、陰陵泉穴。

第3周，阿伯出現少腹痛，疑似精囊發炎，以肝經繞陰器，內關穴通陰維脈，針太衝、內關穴。血精引起阿伯的恐懼與不安，恐傷腎，要安神，針合谷、印堂穴。連續3周精液出血，耗血，故要補血，針血海、內關、三陰交、足三里穴。請阿伯自行拍打關元穴108下。當少腹痛時，揉按合谷穴。

## 處方用藥

❖第一周，見阿伯面色白，乏力，用科學中藥，豬苓湯加白茅根，治療精液出血。老年人可能精液由血化精的精血不足，加上阿伯血精中的血塊暗紅色，有寒象，用右歸丸補腎氣。

❖第二周，阿伯精液的血變鮮紅，血量減少，已無血塊，但尿尿不順，腰酸，可能合併前列腺肥大問題，仍用豬苓湯加白茅根，治血精。另用溫經湯治前列腺肥大。

❖第三周，精液中的紅色變淡，出血量再減少，只出現如一元大的淡紅血，但阿伯出現少腹痛，並牽拉兩側腹股溝，疑是精囊發炎，仍用豬苓湯加白茅根，處理血精。用龍膽瀉肝湯治療精囊發炎。

阿伯在西醫檢查的指數都正常，連電腦斷層掃描，也沒查出什麼腫瘤。西醫教阿伯，每天行房，把血排乾淨就會好了。阿伯聽了，他說用腳想，那不是要他的命嗎？有這樣的治療撇步嗎？嚇得不敢再去看西醫。

第四周，阿伯說精液已完全正常，少腹也不痛了，一場無煙火的戰爭，告一段落。但是我告誡阿伯，老天給了人許多美好的機制，但能源有限，資源也有定數。雖然兒女情長，但不要被愛沖昏了頭，也不要逞强好勇，仍要細水長流，才能源遠流長，否則長風萬里送過秋雁，氣貫長虹後，秋雁揚長而去。

天上夕陽戀著晚霞，

地上落葉戀著歸根，

一起消失在天宇中。

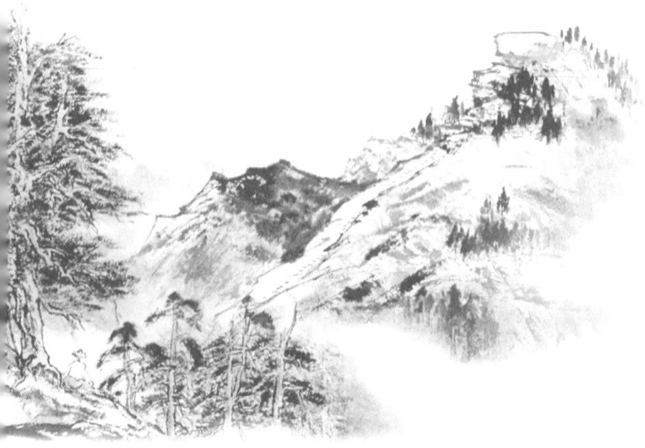

# 一道殘陽鋪水中

萬物離不開水，水是生命之源嗎？飲水思源啊！水在山為泉，在盛世時，是山光水色；在亂世時，是殘山剩水。人在困境時，如逆水行舟，水深火熱；人在順境時，蛟龍戲水，水漲船高。水能載舟，亦能覆舟。水火無情，任人抽刀斷水，仍不領情，水更流，如何是好？

一位68歲退休廠長，年輕時身體多病痛。60歲退休後，潛心研究有關健康的食療，養生運動。多年研究頗有心得，自製的養生食品，兼做小生意與人分享，日久成了第二春小事業，做得有聲有色。廠長有空就來診所做針灸保養，平日有小恙，皆以中醫治療。

有一天廠長的左側陰囊腫大，我介紹他去給疝氣的專科西醫師看。醫生幫廠長檢查後，診斷是陰囊水腫。廠長一聽不是疝氣，就打道回府，說要給自己的家庭醫師治療。

## 什麼是陰囊水腫

❖ 陰囊是腹部下方，皮膚伸展成的囊袋。囊袋裏分隔成兩個小囊，每個小囊袋內的家族成員有：睪丸、副睪丸、精索下部。

❖ 一側或兩側的陰囊裏，睪丸四周鬧水災，包著像水袋的囊腫，又稱陰囊積水。陰囊水腫包覆於精索內。

❖ 外觀上，腹股溝或陰囊上方，可見囊腫性梭形隆出。一邊陰囊比另一邊大許多。

❖ 陰囊水腫狀況，依積水量而定，可小如睪丸，棗子大，甚者如木瓜大。

❖ 早上陰囊水腫較緩和，較小，也較柔軟，一般無痛感。晚上陰囊水腫較嚴重，變大，繃得較緊，有時還伴有疼痛感。

## 陰囊水腫診斷法

❖ 幼童的腹膜鞘狀突的管道是相通的，站立時，咳嗽、吹氣球、腹部用力時，陰囊變大。

❖ 幼童平躺時，觸診，用手指觸摸腹股溝，會有一種絲質布料的摩擦感，即有疝氣囊袋。

❖ 成人，在較暗處，用手電筒照陰囊，陰囊內若有水，會透光，即陰囊積水。

❖ 用手電筒照陰囊，若不透光，有可能是疝氣，或睪丸腫瘤，可用超音波做進一步檢查。

## 陰囊水腫的種類

❖ 先天型：又稱小兒型、開放型。初生嬰兒，當睪丸下降到陰囊後，腹腔和陰囊間的通道，鞘狀突，未完全閉口，其開口的縫，只夠腹水通過，腹水循此通道，積在囊袋內，日久導致陰囊水腫。與腹股溝疝氣很類似，常被誤為疝氣。

❖ 後天型：又稱成人型。即成人睪丸的鞘膜層內，滲液太多而積液，使鞘膜擴張，致陰囊水腫。

❖ 精索水腫：積水位於腹股溝內，稱之為精索水腫，女性也有類似症狀。

## 陰囊水腫的原因

❖ 急性陰囊水腫：可能因副睪丸急性感染、局部創傷、全身感染所致。

❖ 慢性陰囊水腫：真正原因不明，多發生在40歲以上男性。

❖ 鞘性陰囊水腫：多見於新生兒，因腹膜鞘狀突未完全閉合，漏水了。

❖ 結核菌侵犯睪丸、副睪丸。

❖ 急慢性副睪丸發炎，或睪丸腫瘤。

❖ 陰囊曾受化療放療。

❖ 淋巴循環受阻礙：使得陰囊淋巴水腫，多見血絲蟲病、精索靜脈曲張手術後遺症。

❖腹壓太大：將已閉鎖的腹膜鞘狀突打開，使腹水進入陰囊裏，造成陰囊水腫，多見肝硬化，合併嚴重腹水。

## 陰囊水腫的治療

❖先天性單純陰囊水腫治療法：小兒超過一歲後，腹膜鞘狀突，若未自行關閉癒合，用外科手術，從鼠蹊部切入迷你傷口，尋入，將通往陰囊的鞘狀突，將積水抽光後，加以結紮。

❖保守治療方法：抽去陰囊內積水，約6～20周後，易復發。

❖陰囊手術：將陰囊切開，傷口位於陰囊處，做陰囊積水切除術。

❖睪丸手術：自睪丸壁切開，下達擴大的鞘膜，切除陰囊，或將陰囊打開後，將睪丸壁縫合起來。

❖腹股溝手術：傷口位於腹股溝，做疝氣囊袋高位結紮，將管狀通道綁紮，去除疝氣囊袋，此種治療法較少復發。

❖ 鞘膜壁手術：陰囊腫大過於快速，或解決陰囊水腫，做根本治療，就做鞘膜壁層切除手術。

## 陰囊水腫手術後併發症

❖ 睪丸供血循環受壓迫，以致睪丸受壓迫，造成睪丸萎縮。
❖ 陰囊抽液手術後，出血進入囊內，稱為陰囊積血。
❖ 陰囊抽液後，併發感染。
❖ 陰囊抽液後，打硬化劑，療效差，易發炎，複發。
❖ 腹股溝的鞘狀突，未完全閉合，導致或引發腹膜炎。

## 陰囊水腫的預後轉歸

❖ 陰囊水腫的小孩，易自卑，易睪丸萎縮。
❖ 6%足月產嬰兒的陰囊水腫，隨著腹膜鞘狀突逐漸關閉，在一歲前，陰囊水腫自行消失。

❖陰囊因積水太多，影響血液循環，並影響睪丸製造精子的能力，以致造成男性不育症。

❖40歲以上男性，若突發陰囊水腫，考慮是否長腫瘤，因腫瘤刺激而引發陰囊水腫。10%睪丸腫瘤，前驅症狀是陰囊水腫。

❖因急性睪丸炎、副睪丸炎所引發的陰囊水腫，一旦發炎緩解，陰囊水腫隨之改善。

## 針灸處理

老人陽氣不足，啟動機能的氣勢變弱，補陽氣，針百會穴。陰囊與腎經有關，又肝經繞陰器，調肝腎，針三陰交、太衝穴。陰囊的積水，與腎的水液代謝失調有關，亦視為痰飲，針陰陵泉、三陰交、太谿穴。增加陰囊壁的強韌度，以脾主肌肉，針足三里、三陰交、合谷穴。

補血，以促進血液循環、淋巴循環，針內關、血海、三陰交、陽陵泉、公孫穴。腎為作强之官，將腎精升提，腎水歸位，針氣海、關元、湧泉穴。直搗黃龍，直接促進陰囊周邊循環，針急脈、陰廉、曲骨穴。每周針灸一次，請廠長自行揉按陰陵泉、三陰交、太谿穴，每次各36下。

處方用藥

用科學中藥，濟生腎氣丸、豬苓湯、溫經湯、六味地黃丸等輪用，加益母草、菟絲子。服藥針灸6周後痊癒。

一道殘陽鋪水中，水清不生萍，才有老來閒情，坐看「秋水共長天一色，落霞與孤鶩齊飛」。

# 山重水複疑無路

現代人有比較健康嗎？醫學越發達，不是應該病人會越來越少嗎？怎麼反而醫院蓋得越來越多，越來越雄巍？是供不應求？還是製造需求？那些宏偉的醫療大樓成本，還有昂貴的設備，誰來買單？

一位住在南部62歲退休男士，原本身體健朗。健保提供免費體檢，不吃白不吃，可以做的項目全做了，要自費的也一併檢查。體檢報告，驚見前列腺特異抗原數值（PSA）13.5前列腺特異抗原指數太高，醫生說是前列腺肥大。醫生建議先作前列腺穿刺，先後穿刺2次，結果都沒有找到癌細胞。

醫生再建議，切除前列腺以除後患，以免罹患前列腺癌。鄉下人樸實，醫生說什麼，乖乖聽話，任憑醫生處置。醫生說用好一點的器材，健保不給付，用鈷雷射手術，費用15萬。退休人把錢和恐懼不安的心，全交給醫生了，期盼手術後，一切陰霾，一掃而光。

手術後，退休人在手術台上，十分感恩醫生的再造之恩。但是手術完剛下床，尿就像沒關好的水龍頭，如瀑布噴水而下，嚇死了！自此以後，只要站立，尿就洩洪，一天漏尿700～800CC，不自覺的漏尿，平躺就不會，但總不能一直躺著啊！因為會漏尿，不得不包尿布。退休人向醫生報告，醫生說那是正常現象，不久就會自己好。退休人就放心了。

醫生開漏尿藥給退休人內服，但是服藥後，退休人心臟砰砰跳，心跳從原來的70下左右，一下子飆到100～120下，感覺心臟好像快跳出來了，十分驚恐。醫生叫他立刻停藥，才結束突發的心跳夢魘。這下子漏尿無藥可治了。退休人想一想，好好一個人，手術後卻變成包大人，心情和漏尿一樣，一直漏氣，自尊心受到極大的打擊。不知要向誰傾訴？

3個月過去了，漏尿不但沒像醫生說的會自己好，一天至少還會漏400CC以上。退休人知道情況不妙，轉求其他泌尿科醫生，醫生說該手術傷到逼尿肌了，如果持續5個月還不好，就要終生包尿布。醫生開了藥，退休人服藥後，一點都沒改善。距離5個月期限，只剩一個月的時間，急死人了！該怎麼辦？往日雄風，一敗塗地，在人群中猶如「沉舟側畔千帆過，病樹前頭萬木春」。這個長壽又不好受的長壽病，傷痛得好想哭，竟哭不出來！

## 前列腺的戰略地位

❖前列腺位於直腸前面，膀胱下方出口，外環繞尿道上端，介於肛門及陰囊之間，是個腺體。

❖前列腺形狀像桃子、梨子。正面連膀胱一起看，像個倒立葫蘆。成人正常重量約20公克，長約2.5～3公分，高約2公分。

## 前列腺是生產什麼的工廠

❖含外分泌腺體任務：分泌製造白色、弱鹼性的前列腺液，占精液15%～30%。

前列腺液在射精時，噴入尿道，和精子、儲精囊的分泌物，混拌成精液。

❖含內分泌腺體任務：是提供男性賀爾蒙，轉換成二氫睪固酮的工廠。提供精子活動養分，維持精蟲的生命力、活動力，打造一個精蟲的鹼性環境。

❖前列腺括約肌任務：束緊膀胱口，調節排尿，控制尿流量。並協助引導精液射出方向，及射出量，擔任避免精液逆流的重大任務。

❖殺菌任務：保護生殖泌尿道。

## 造成前列腺肥大的背後主謀

造成前列腺土石流坍塌，及肥大的真正原因不明，只能推測：

❖老化：隨著年齡越大，發生率越高。但是現代前列腺肥大發生率，年輕化，年齡30～40歲者占8%，年輕人提早老化。

❖內分泌激素失衡：睪固酮減少，雌激素增加，與細胞分泌訊號、生長因子有關。

❖前列腺發炎：細菌感染以致前列腺體增生。

❖其他因素：抽菸、喝酒、肥胖、肝硬化、高血壓、糖尿病、遺傳基因。

## 前列腺肥大的廁所場景

前列腺肥大所產生的症狀，以其肥大的程度，位置，及擠壓到尿道的位置而定，不是必然產生症狀。

❖下泌尿道症候群：尿如噴泉變細水。來匆匆去匆匆的尿流速，變成土石流，藕斷絲連。尿君子姍姍來遲，有時又來得急，去得快。有時要用力排尿，千呼萬喚始出來。尿珠子有時去了又回頭，灑下幾滴淚，不是滴在褲底，就滴在鞋頭。

❖貯尿後遺症：排不乾淨的貯尿，往上壓迫膀胱，以致頻尿、尿急、夜尿、甚至尿失禁。

## 前列腺肥大的後遺症

❖急性尿滯留，尿路感染，血尿。
❖膀胱結石，膀胱無力。膀胱壁變粗變厚，彈性差，纖維化。
❖膀胱憩室，無法排尿，要插導尿管。
❖尿液逆流到腎，影響輸尿管、腎，以致腎水腫，日久腎功能損傷，甚至尿毒症。
❖常用力排尿，日久造成疝氣。

## 前列腺肥大治療藥物有哪些

❖甲型交感神經受體阻斷劑：改善尿道壓迫，但易低血壓。
❖男性賀爾蒙抑制劑，還原酶抑制劑：使肥大組織縮小，但影響性功能。
❖補充療法：抗毒菌鹼，茄紅素，鋸棕櫚。

## 到底前列腺肥大要不要開刀

前列腺開刀的參考拐點、關鍵點：

❖反覆性尿滯留，反覆性尿路感染，小便不順症狀嚴重。

❖膀胱結石，經常性血尿。

❖腎水腫，腎功能損傷。

❖服前列腺肥大治療藥物，效果不彰。

## 前列腺肥大開刀風險高的群組

❖有心臟病突發史，裝心律調節器，嚴重心律不整。

❖需服抗凝血劑，凝血功能異常。

❖老年人，體弱多病體質。

❖腎功能障礙、異常。

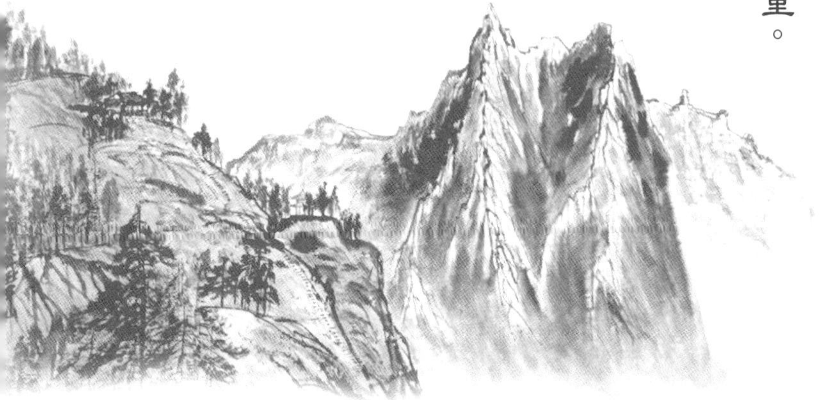

## 前列腺肥大手術有哪些選擇

❖前列腺藥物注射：注射酒精，或注射肉毒桿菌毒素，使肥大組織萎縮，但易復發。

❖傳統開刀手術：切開前列腺上方的腹膜，取出增生組織。宜肥大體積大於100克者。

❖體外震波熱療：利用高頻射頻、微波、超音波、高溫，破壞前列腺蛋白質，使腺體縮小。

❖電刀刮除手術：為最早技術，經驗最豐富，最經典的切除肥大組織手術法。分單極、雙極電刀二種。

單極電刀：宜增生組織重達30~80公克，手術時間若太久，易出現水中毒。

雙極電刀：宜增生組織重達40~80公克以上，或腎功能差者。

❖雷射手術：分汽化術、切除術、剝離術三種。宜有心臟病史，凝血功能異常者。

❖前列腺動脈栓塞術：阻塞前列腺動脈，使肥大組織缺血而萎縮。

❖新式前列腺剜除手術：將肥大組織如剝橘子，將橘皮與橘肉剝離。

以上所述，開刀風險高者可考慮雷射手術，但重點不是價格，而是醫術。醫術決定前列腺患者後半生的幸福。

## 前列腺肥大手術的後遺症及預後

❖傳統電刀刮除術，有大量出血，水中毒，性功能受損等風險。

❖急迫性尿失禁，尿路感染，尿失禁。少數個案，排尿功能終生無法恢復。

❖無尿滯留患者，80%改善排尿。術後5年，有90%患者仍排尿順利。

❖膀胱頸狹窄，尿道狹窄。裝置導尿管，血塊阻塞導尿管，致漲尿、疼痛。

❖3～5成患者，產生逆行性射精到膀胱。

❖1～2成患者，產生勃起功能減弱。

❖短期出血。若手術時間較久，增加麻醉風險。

❖膀胱功能原已受損，手術後，仍頻尿，尿量小。
❖前列腺肥大再度復發。

## 針灸處理

採一次仰躺，一次俯臥針灸。手術後傷陽氣，補陽氣，針百會穴。術後造成漏尿，屬虛證，針頭皮針額中線，由百會穴刺向前頂穴，為補法，額旁1線，約眉衝穴向眉頭方向針；額旁3線，約本神穴向眉尾方向針。水液代謝的調控，補腎氣，針關元、腎俞、命門、列缺、湧泉穴。

調節尿量，針腎俞穴，15度角進針，由上往下，貼骨。逼尿肌屬肌肉，脾主肌肉，健脾，針足三里、三陰交、合谷穴。肌肉的收縮與筋力有關，肝主筋，肝經繞陰器，針陽陵泉、太衝穴。逼尿肌器質性損傷，針中極、曲骨、八髎、承山穴。每周針灸一次。請退休人自行，空掌拍打關元穴108下，早晚各一次。

## 特別囑咐

❖做縮肛至陰部操，深呼吸，維持9秒，連做5次。

❖西藥的感冒藥、止瀉藥、腹痛藥、抗痙攣藥，會影響膀胱收縮，使前列腺肥大惡化。以其他療法代替。

❖喝水小口喝，半小時含一口，分3次吞服。晚上8點過後，少喝水，以防夜尿次數過多。若渴，舌輕頂上顎，接任督二脈，同時揉按中渚穴9下，所生出金津玉液，慢吞服，可解渴。或舌繞上下牙床一圈。

❖利尿劑在白天服用，太陽下山前服完。

❖少吃冰品涼飲、寒性食物。晚餐少吃刺激性食物、酒、咖啡、茶。

❖脂肪勿攝取過多，會刺激賀爾蒙過多分泌。

❖排尿訓練：有尿意時，揉合谷穴，等一下再去解尿，減少頻尿次數。

❖勿長時間憋尿，憋尿易生病菌，沿尿道、膀胱、輸尿管到腎臟，引起急性發炎反應。細菌易經輸精管倒流，至前列腺、副睪丸，引起發炎反應。

❖勿久坐。如須久坐時，半小時作一次縮肛運動。勿坐硬椅。

❖預防便秘。讓前列腺後門鄰居，直腸，保持通暢。

❖注意保暖。尤其是下半身，少穿短褲。晚上穿襪子睡覺。因為低溫，易尿液殘留，腎經寒，易發生緊迫性排尿。

針灸第3次，漏尿量減至200CC。針灸第4次，漏尿剩120CC。針灸第5次，一整天尿布都乾爽。退休人高興的問：「可不可以，不用看診了？路途好遠哦！」我告訴他，通常修護神經傳導，一個療程是3個月，先治標，後治本。否則針藥一停，可能再度漏尿。

適逢新冠肺炎疫情爆發期間，退休人看電視報導，看到心慌慌，結果退休人再度漏尿100CC左右。退休人很沮喪的問：「發病已經5個月了，我的病是不是不會好？」生病時情緒振盪很大，前一周，才歡喜雀躍，這一周，一下子就跌到谷底。一念天堂，一念地獄。

針灸3個月了，心慌慌，情茫茫的，走入「山重水複疑無路」，豁然開朗，然後走出「柳暗花明又一村」。尿尿一切正常，竟如此稱心快意！眺望「孤帆遠影碧山盡，唯見長江天際流。」品嘗著酸甜苦辣的人生！

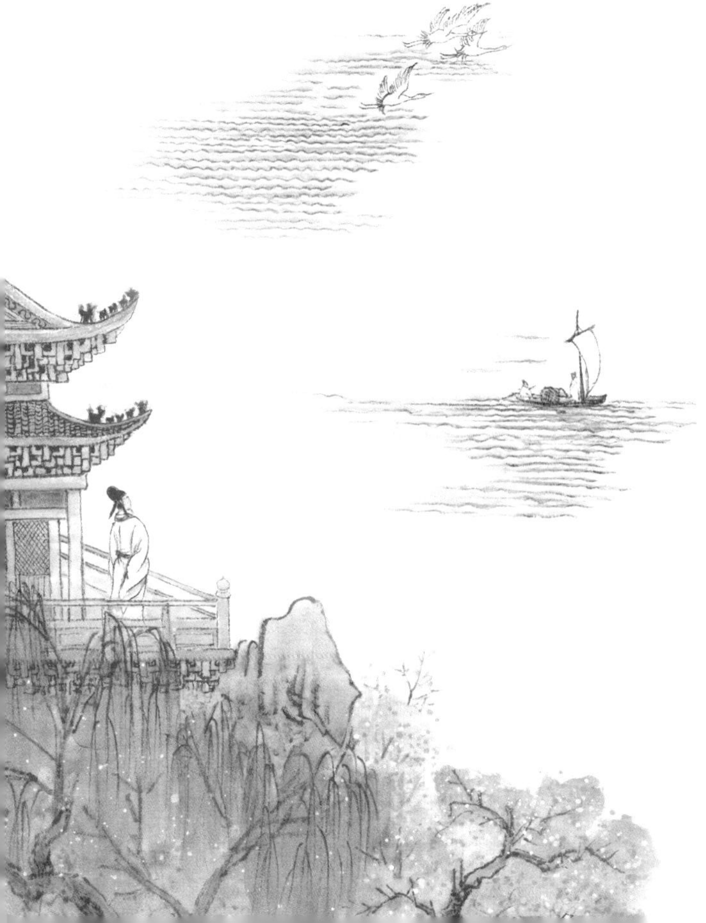

# 苦瓜之爭

有時候，一個念頭、一句話、一件小事，常會影響自己的行為，持續很久。直到有一天，也因為另一句話、另一件小事，而突然醒悟。

一位住在南部，64歲的退休阿伯，大老遠跑來，為的只是看四肢冷，尤其是肘膝的部份，大熱天，護肘護膝帶裹著，還覺得冷得要命。尤其是遇到風，吹到冷氣更難受。而且還給針灸大師治療過，竟然沒效！我感到有點奇怪、納悶，那位大師醫術很高明的，怎麼會這樣？

阿伯渾身發熱，口乾舌燥，胃常隱隱作痛，食欲差，患有糖尿病，夜尿4～5次，晚上睡不好，臉色慘白，唇色蒼白，舌質淡有齒痕。診察完，我先交代阿伯，少吃冰品冷飲瓜果類。我的話才剛落下，阿伯馬上變臉，有點激動，眼神疑惑，帶不屑的口吻說：「我都熱到這樣了，還不能吃瓜類，我每天都要吃半斤以上的苦瓜，苦瓜可以降血糖，我吃了苦瓜，血糖馬上降。」

我立即回應：「那你為什麼四肢那麼冷？苦瓜很寒的。」阿伯還是不服氣，斜眼瞪著我，堅持苦瓜可以降血糖，而且表示，堅持，要繼續吃苦瓜。遇到這樣有理說不清的人，不能按牌理出牌。

我也堅決嚴肅的說：「如果你堅持繼續吃大量苦瓜，你不必來診，你不必浪費錢，浪費時間，跑那麼遠來給我看。你不想病好，誰也治療不好你的病。」阿伯聽了有點嚇一跳，怎麼會有這樣的醫生？

我繼續說：「吃太多苦寒的苦瓜，連帶把心火寒化，把丹田冷化，所以心臟的馬力不夠，打到四肢末端吃力，才會出現腰腳無力，四肢冰冷的現象。少量苦寒食物，開胃；但是常期大量苦寒食物，敗胃，所以你不但食欲差，胃還常隱隱作痛。苦寒性降，所以你的情緒跟著沉降而憂鬱。」他老婆隨後小聲的對我說，先生的頭腦，是石頭做的，誰也奈何不了他。

阿伯一副聰明相，但是帶著偏見的聰明，變成固執的聰明，自作聰明的小聰明。阿伯才說，有一天他吃了很多水果，結果血糖值上升到300，嚇到了！聽說苦瓜能降血糖，阿伯就吃了很多苦瓜。第2天，血糖值就真的降下來了。從此以後，阿伯開始每天吃大量的苦瓜。

「阿伯，請你想想看，你吃了很多水果，血糖值必然會上升，只是剛好那天你吃了苦瓜。第2天血糖值的下降，不是因為你吃苦瓜，而是你減少了水果量。苦瓜只能作輔助糖尿病的食療，而且要加木耳一起煮，才有效果，不能作為治療糖尿病的主打，也不能每天大量吃。有時也可改用龍鬚菜作食療。」阿伯聽了，晃了晃腦袋，銳利的眼神有點緩和，至少他表示，很少有醫生那麼耐心的解說，而且在病人很多的時候。

見阿伯態度轉變，但腦筋還沒轉過來，我繼續說：「請你再想一想，你的血糖值，是不是每天有升有降，而你每天還吃著苦瓜。照這樣來看，你吃了苦瓜，怎麼有時候血糖值還會上升？」阿伯啞口無言，但還是不服氣！

我進一步說：「如果你說苦瓜能降血糖是真的話，那你可以得諾貝爾醫學獎了，全世界有那麼多人得糖尿病。大家都吃苦瓜好了。那麼多糖尿病患者，沒有吃苦瓜，經過治療血糖值也在降。苦瓜能降血糖是動物實驗的結果，一陣風行之後，現在與苦瓜胜肽有關的保健食品，也多已停滯開發。人跟老鼠到底不一樣，人體器官的機理很複雜，不是一個苦瓜胜肽就能解決糖尿病。而且情緒也會影響血糖值的升降。」

見阿伯似乎有點心動了，才開始進入正題。我說：「原本苦瓜可以解渴除煩，為什麼你還會全身燥熱？因為你的身體機能，都被苦瓜寒化了，下盤腎水太寒，不能涵肝木，虛火上升，所以你會口乾舌燥，人煩躁。你是內真寒，外假熱。」為了扭轉阿伯的觀念，我費盡口舌，拔病根。人常被錯誤的觀念所奴役，所傷害。

## 針灸處理

阿伯死腦筋，針百會穴，但願他能開竅，不要那麼偏執。祛寒氣，調和營衛，針風池、曲池、內關、足三里穴。補腎精，啓動類腎上腺素的功能，針關元、太谿穴。腎水太寒，水不能涵木，龍火上升，針太衝、三陰交穴。口乾煩躁，針中渚、合谷穴，中渚穴兼治腰酸。疏通四肢經絡，針曲池、合谷、陽陵泉、伏兔、太衝穴。調理胃腸，針中脘、足三里穴。二診之後，加針糖尿病的保養，針合谷、足三里、三陰交、公孫穴。

## 處方用藥

開了科學中藥，用桂枝湯，調和營衛；用四逆湯，回陽溫裏；用當歸四逆湯，溫經散寒，加雞血藤，補血通絡。用的全是熱藥。

針灸完，阿伯說他的口，怎麼馬上就不乾了，覺得很奇怪，還懷疑自己的口感是不是有問題？次周回診，阿伯說他的肘、膝冷，已經好很多了，吹到風，不再那麼難受，這一周沒吃苦瓜，結果血糖值和往常一樣，沒多大變化。

服藥一個月，四肢已不冷了，人也舒服多了。吃了3個月的苦瓜，和苦瓜之爭，告一段落。

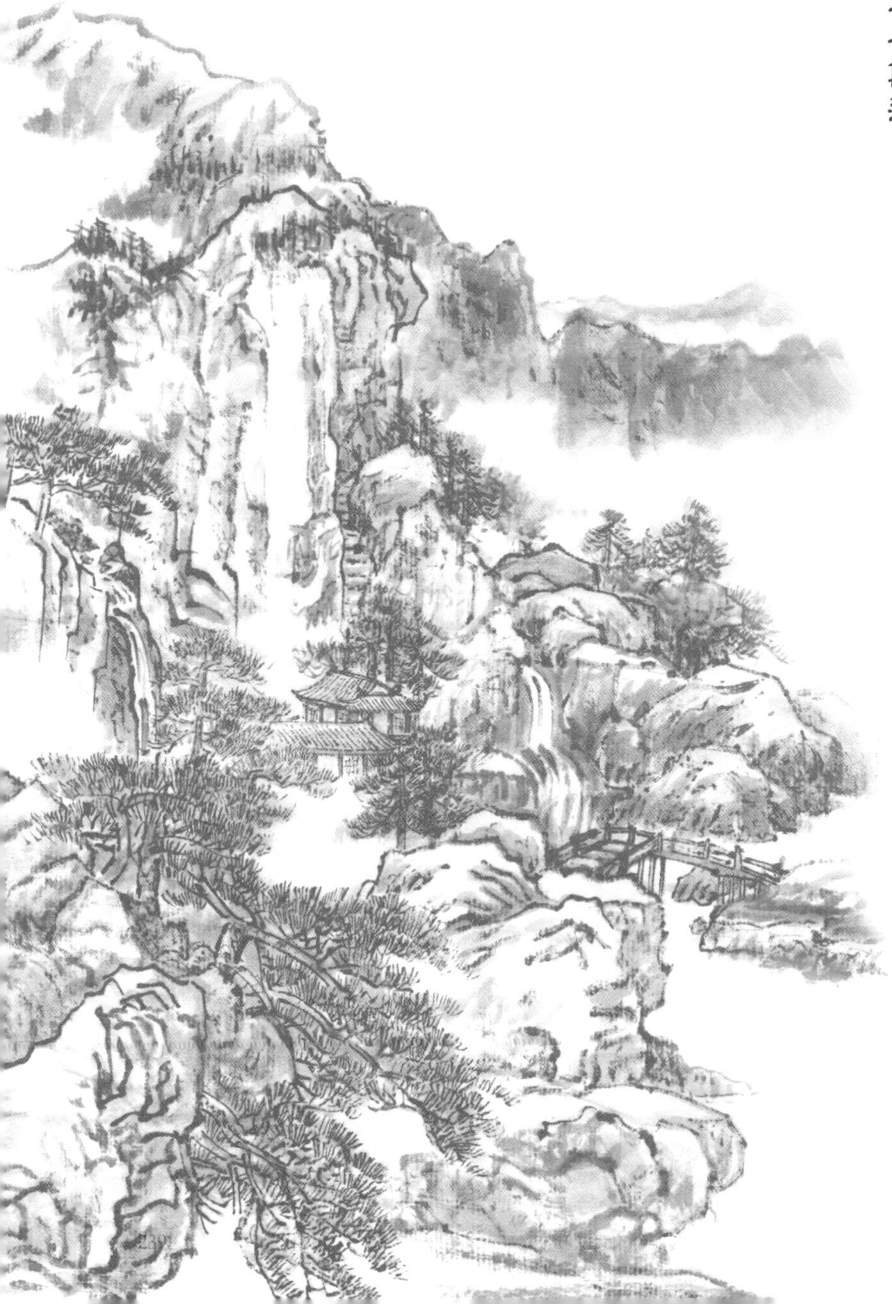

# 大姊大

早年，如果第一胎是男生，多是三千寵愛在一身；如果是女生，多是三千重任擔在肩。如果家中都生女生，沒有男生，這大姊要怎麼當？

一位78歲老媽，好久不見，一坐上診椅，當我問她：「老媽，您好嗎？」老媽馬上緊拉著我的手，一下子，就老淚縱橫。因為老媽有點重聽，我一邊幫她擦眼淚，一邊在她耳邊，問：「老媽，您怎麼了？哪裏不舒服？」老媽把一把鼻涕擦完，說：「她對我好凶哦！」我又問：「是大小姐嗎？」老媽點點頭。我輕撫拍她的背，說：「惜惜哦！那個大女兒很孝順的，就是性子急，心直口快，沒惡意的啦！」

老媽生了3個女兒，都嫁人了，老二嫁到美國。老三婚後經商，忙得不可開交。老伴已往生10多年。平日一個人住，老媽不想跟女兒住，怕人說閒話，生活起居和醫療，都是大女兒張羅。

我先幫老媽針神庭穴對刺，安神一下。再提陽氣，剛從台灣最北端來，舟車勞頓，顯得疲倦勞累，針百會穴，回陽氣。老媽的失眠，重聽，牙周病，腰腳無力等問題，到針灸房時再處理，請老媽在候診室稍坐。

接下來，進來的是56歲的大女婿，在一家公司，擔任高階主管，長得非常帥，塊頭很大，很壯的樣子，頭頂微禿。他常頭痛，眼睛酸澀，肩頸僵硬，腰酸背痛。大女婿講到一半，突然停下來，眼神撲朔迷離，有點羞澀，我直接接話：「你是不是要看，性功能不好的問題？」當下，大女婿馬上臉紅，點頭，他陽痿了。

我稍作診察後，先教大女婿拍關元穴108下，一天2次，洗澡時，拉生殖器36下。在百會穴下2針齊刺，補陽氣，亦治陽痿。剩下的穴位，到針灸房再針，請他陪老媽在候診室等一下。

20分鐘後，52歲的女主角終於出現了，她找停車位找了很久。大小姐在一家公司擔任中層主管，精明能幹。她人未到，聲先到，大嗓子，聲音高亢，震懾十方啊！大小姐個子高挑，眼神銳利，快語如快箭齊發。正值更年期，月經紊亂，心悸，失眠，潮熱，盜汗，易疲倦，眼睛乾澀。

大小姐一串話，一口氣就敘述完，換我說：「大姊，講話速度慢一點，太快傷肝氣。說話聲音低一點，大聲傷肺氣。」我請大姊情緒波動時，按一下合谷穴。說著我就揉按她的合谷穴，因為接下來我要講的話，怕她反應會很強烈。

好戲要上場了，我說：「大姊，妳媽剛才哭得好淒慘！」大姊問：「她怎麼啦？」我很慢的說：「老媽說，妳對她很凶！」大姊聽了，一下子，就暴跳如雷，眼睛瞪大，氣得眼睛快突出來了。

大姊立刻轟炸：「老媽一聽到廣播電台賣的藥，她就買。和朋友聊天，說什麼健康食品好，老媽就跟著買，而且都是很貴的。怎麼勸她，她都不聽，怎麼罵她，她還是照樣買，你說氣不氣人！我乾脆把那些藥統統，丟了。」大姊氣呼呼的，我強力按她的合谷，大姐痛了一下，話才停下來。

這個僵局要怎麼解？不論生什麼病，只要家庭和樂，病痛就會減輕，或承受病痛的承受力，可以大一些。

我拉著大姊的手說：「老媽都那麼老了，老小老小，人老就像小孩子，有時沒辦法講理，用哄的，比用罵的效果好，就像哄小孩一樣。我知道妳很孝順，都是為了老媽好。但是妳講話那麼凶，吼她。老媽沒感到妳的孝順，反而嘗到妳的語言暴力。老人家感情變脆弱，對死亡有恐懼感。需要多給她安慰，多關心，多陪陪她。不是拿東西，拿藥給她吃，就完事了。錢是小事，親情是大事。」

大姊很忙，上班已身疲力竭，回家還要煮飯，做家事。每天還要往老媽家跑，看老人家有什麼缺的，補給好就走人了。更年期更是把她折磨得很慘！加上叛逆期的女兒，常常和她槓上，很惱人！

我語氣溫和的說：「大姊，我知道妳很辛苦，一頭蠟燭燒在老媽、老公、女兒、公司和更年期，5頭燒啊！真是不簡單！老媽都是妳一個人在照顧，壓力真不小，妳很有責任感、善良，又很孝順。就是個性急，大剌剌的，叫人感受不到妳的善意。」大姊的眼神開始緩和。

接著，我沉重的說：「妳和先生是不是很久，沒有行房了？妳再能幹，再顧家，先生看到妳，就有壓力，就陽痿了。」頓時，大姊熱淚滿眶，滿腹委屈！我拿衛生紙給她擦眼淚，女強人掉了傷心淚！等了一會兒，我告訴大姊：「家不是用管理的，是要用愛經營的。」

最後一句，最震驚，我說：「我想，妳先生和別的女人做愛，一定不會陽痿。」一語驚醒夢中人！

## 針灸處理

老媽的身體狀況，大多和老化有關，補陽氣最重要。補心陽，針內關穴。補胃陽，以受納水穀，針足三里穴。補腎陽如樹之根，針關元穴。預防腦部退化，百會穴3針齊刺，或四神聰穴。重聽，針耳上橫針、聽宮、中渚穴。開四肢關節，針合谷、太衝穴。補氣血，針合谷、三陰交、公孫穴。腰膝無力，針中渚、陽陵泉穴。牙齒問題，針頰車透大迎穴。

我一邊幫老媽針灸，一邊囑咐老媽：「按自己體質開的藥，比較適合自己，比較不會傷身體。藥不是貴就一定好，女兒賺錢不容易哦！」

先生的身體狀況，多因壓力太大，紓壓，針印堂、太陽穴。肩頸酸痛，點刺大椎穴，針風池、肩井穴。頭痛，應該是壓力造成的，針太陽、太衝穴。眼睛酸澀，針睛明、攢竹、太陽穴。增强性功能，針關元、然谷穴，然谷穴不但調脾胃，而且有分支神經傳導到睪丸。補腎填精，須氣來推動，很耗氣，須補氣才能上達一柱傾天之力，針百會、氣海、足三里穴。

大姊的狀況，多與更年期關係較大。頭痛，針百會、風池穴。失眠，針神庭穴對刺，印堂穴由上往下刺。眼睛乾澀，多因腎水不足，肝血虛耗，針睛明、絲竹空、四白、三陰交、太谿穴，兼治眼袋。心悸、潮熱、盜汗，針合谷、公孫、内關穴。易疲勞，針合谷、氣海、關元穴。黃褐斑，針合谷、迎香、太谿穴。月經不順，針血海、三陰交、公孫穴。

這一家人都很忙，要湊到大家都有空，才會來看診。都是不定期約診。等到再次複診時，老媽笑著說，她好多了，其實是女兒態度改變了。先生沒有再抱怨性功能，嚴肅的臉上，有了笑容。怎麼療效那麼好？

大姊自從上次看診後，痛下決心，痛改前非，對好强的她來說，改變個性實在是太難了，但她做到了。聰明的人，總知道在刀口上使力。大姊的態度徹底改變，全家人的健康跟著改善，原來愛是最强的特效藥。

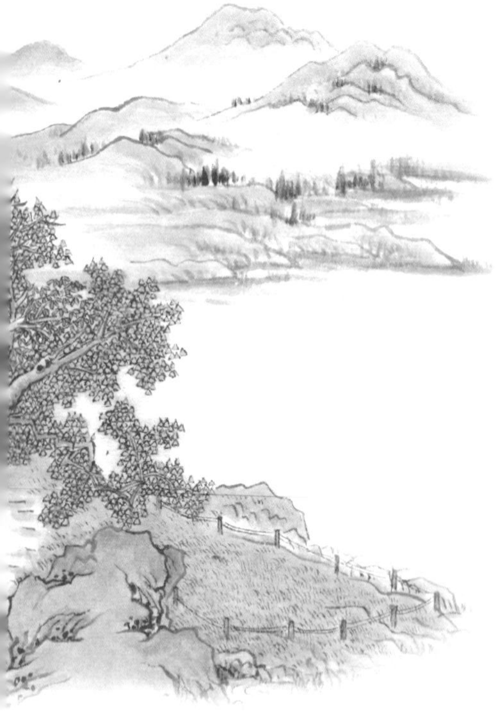

# 才下眉頭又上心頭

從哪裏跌倒，從哪裏爬起來，是脫困的法寶。為什麼會從哪裏跌倒，又從那裏再跌倒？

有一個幸福美滿的家庭，夫妻恩愛，先生是公務員，常因公事出差在外，有一個3歲漂亮的寶貝女兒，妻子還懷有5個月的身孕，全家浸潤在愛的甜蜜中，甜上加甜，蜜上加蜜，濃情蜜意，好不快哉！

有一天，先生又出差，睡得正甜的幸福女人，擁著小女兒。午夜1.47分，突然間，大地一聲巨響，天搖地動，7.3級大地震，持續102秒。瞬間這家人所住的4層樓房，全倒塌，伴隨5萬1711間房屋全倒，5萬3768間房子半倒。水電立刻全斷，一片漆黑，女人嚇得驚慌失措，全無逃生出路，母女被活埋在斷垣頹壁之中，除了驚恐還是驚恐。

老天慈悲，在破瓦斷牆中，留有一個小孔，母女得以呼吸空氣。搜救人員來來去去，忽近忽遠，女人就在突然燃起希望，又瞬間希望破滅中，一分一秒的煎熬著。在精神恍惚中，似乎見到觀音菩薩，拿著拂塵向著女人灑水，女人求生的勇氣，再度被激起。

此時，著急的先生趕回家，在坍塌的屋外，大聲的喊著愛妻的名字，聲聲淒厲嘶嚎，驚天地泣鬼神！茫然昏沉的女人，終於感應了，使盡全力，大聲呼救。等到搜救人員找到這對母女時，已是事故發生後的第13小時，眾人皆驚嘆為奇蹟！這個世界，除了生死，其他都不算事！

此次921大地震，2415人死亡，11305人受傷，29人失蹤，損失新台幣3647億元。為台灣自二次大戰後，傷亡損失最大的自然災害。人間疾苦啊！

大難之後，所孕育的胎兒，不但無恙，還生得非常健康。災後重建家園，是個艱辛的歷程。人生沒有劇本，一舉一動都是現場直播，無法NG重演。生活不是電影，但生活比電影艱難，很多很多。上帝如風，無所不觸。人生是由上帝發的牌，不論好牌壞牌，都要繼續打下去，手上的牌別無選擇，能夠翻轉作優質化的組合嗎？

有一次，女人陪老媽出國旅遊。旅行社老闆，見到她，好似挖到寶，像她這樣，外向開朗、善交際、口齒伶俐，這些特質，簡直是天生的導遊人才，於是邀請女人加入行業。女人果然出色，相關國際旅遊證照，一一考取，是個不可多得的人才，日子就這樣，過得閃閃發光。

「禍」這個東西，從來就不喜歡孤獨行，總要找個伴。倒楣的事，總是才下眉頭又上心頭。有一天，成為導遊的女人帶團去歐洲，就在往桃園國際機場的路上，發生一起嚴重的車禍。女人失去了左腿，也失去了旅遊業的光鮮亮麗，成了殘疾人，領了殘障手冊，再度陷入人生低潮。女人的天空好像都是暗的，摸黑的生存著。女人自覺生命無力發光，蜷伏在牆角，抽泣著。春去冬來，日夜漫漫！

雞蛋從外打破是食物，從內打破是生命，千萬不要從內打破，還是食物。女人收起眼淚，參加各種公益活動、殘障運動比賽。有一次去參加國語演講比賽，這一戰，不鳴則已，一鳴驚人，贏得冠軍，並受到公私單位的注目。尤其是企業單位、學校，競相邀約演講。

命運看似如手上掌紋，無法消除，但至少仍然掌握在自己手裏。

女人從此展開人生的第二春，變成名嘴、演說家。名嘴的演講場次，場場爆滿。名嘴在台上，口沫橫飛，聽衆在台下，掌聲雷動。受過難的人，更能瞭解受苦人的困境。名嘴將自己慘痛的經驗分享出去，一場接一場，不知鼓舞了多少人在困挫中，重新燃起生命之光，走出生命的幽谷。

最後名嘴自己崩潰了，怎麼會這樣？

當名嘴走進診間，走路一拐一拐的。原以為她患了小兒麻痺症，結果是她裝了義肢。長長的秀髮，貼在圓圓的臉蛋，上唇薄如片，鳳眼配柳眉，很有女人味。當名嘴一開金口，我驚了一下，她的聲音，如黃鶯出谷，宛轉清脆，抑揚頓挫，聽了就讓人陶醉。只是那美妙悅耳的聲音，字字說的是，人生悲慘的事。

當名嘴坐上診椅的第一句話：「醫生，我恐慌到快崩潰了！」我握著她的手，說：「不要著急，妳慢慢講，到底發生了什麼事？」名嘴娓娓道來，在醫生面前，不需要戴面具，我遞上面紙，幫她擦眼淚，同感悲痛！我勸失眠痛苦的名嘴，暫停所有的演講，讓自己喘息一下，整理一下，失控的情緒。

為了幫忙分析，壓死駱駝的，最後一根稻草，在哪裏？我推測：「妳用自己親身經歷在鼓舞別人。好像演講一場，就重新經歷一次，當時地震的驚駭，和車禍現場的慘不忍睹，一次又一次，重演再重演，好不容易已長好的疤痕，一次又一次的撕開，綻破傷口出血，淌的是靈魂的血。」

生活就像惡狗，如果牠們在你身上，嗅到了恐懼的味道，牠們就會立即撲過來，咬你。

名嘴常胸悶，義肢走路要靠腰部扭動力，所以有腰酸痛、背痛、肩頸酸痛，因練劍而手臂痛。心臟二尖瓣脫垂，加上閉鎖不全。膽結石，肝囊腫，肝血管瘤，胃痛，下牙齒常痛。每天清晨頭痛，要痛到午後才停止，好像緊箍咒，定時發作。已截肢17年的腿，仍有幻肢痛，全天性的痛，晚上常被幻肢痛驚醒。嗜睡又睡不著，生理痛，心理痛，加上更年期，月經紊亂，情緒紊亂，亂成一團。

## 針灸處理

這樣曲折的人生，要從哪裏下手？先來個快樂針，針印堂穴透向鼻根，太陽穴由上向下透針。頭痛推測是情緒受挫後，血管痙攣所致，或被活埋的清晨痛苦記憶的翻版，針耳上，天衝透向曲鬢穴，或頷厭透懸顱、懸釐穴，輪用，加太衝穴。

幻肢痛，針頭皮針感覺區，或健肢風市、陽陵泉、崑崙穴。

二診之後，加肩頸酸痛，針風池、肩井、肩貞穴。手臂酸痛，針臂臑、曲池、合谷穴。下牙痛，針二間、三間、頰車透大迎穴。嗜睡，針百會、關元穴。肝血管瘤，針血海、三陰交、期門穴。心臟問題，針內關、膻中穴。胃痛，針中脘、足三里、公孫穴，或上脘、下脘、梁門穴，輪用。每次選穴輪用，隨證加減。

**特別囑咐**

❖情緒不好時，揉按合谷、神門穴。每天清晨起床，對自己喊話：「我要加油，我一定可以走過來。」白天散步，至少半小時，晒晒清晨和傍晚的太陽。

❖頭痛復健操：每天按著右側鼻孔，只用左鼻孔呼吸5分鐘，一天3次。頭正痛時，揉按合谷穴，注食指指尖方向。勿喝冰品冷飲。

❖幻肢痛的拯救：凡物有靈性，幻肢會痛，是場中的幻肢粒子的作用。對幻肢誠懇說「謝謝」。30年來，由於他的正常運作，一起走過幸福的一段路。雖然現在空間的肢體被截斷了，但是在另外空間，幻肢仍然飄泊著，等著主人到壽時，一起去找歸宿。向幻肢說聲，對不起，因自己遭到意外，導致截肢，請他原諒，自己也付出了慘重代價。

次周回診，名嘴閃著淚光，高興的報佳音：頭痛好很多，只有偶爾痛而已。最高興的是，17年來都無法平躺睡覺，終於可以安心睡覺，不再被幻肢痛喚醒，幻肢痛就這樣消失了，一時還接受不了。我聽了，也很驚訝！自己想要治好的意志力，就是特效藥。

一反常態，我沒有歡喜回應，而是潑了一盆涼水，說：「妳的深層心裏，有著強烈的自卑感。」一下子，氣氛急驟而下，名嘴驚訝的愣住了，心想怎麼會？從來都不曾覺得自己自卑。在別人眼裏，她是那麼開朗、樂觀進取。

「感覺」這物質，騙得了白天的別人，卻騙不了深夜的自己。

我又說：「妳要和自己和好，不要再活在別人的眼光和掌聲中，其實孤獨在吆哮！寂寞在哀嚎！」

下周回診，名嘴眼裏有血絲，好像哭過的紅腫。她說：「從小媽媽和姊姊常罵我，笨手笨腳，我常害怕做錯事被責罵。原來藏在心底的情緒，自己從未察覺，就這樣渾渾噩噩的掩飾著，過了半百年。想著想著，自己的一切努力，都是彌補那個強烈的自卑感，悲從中來，不能自已，哭了一整天，用完一大包衛生紙還不夠。」

我輕拍名嘴的肩膀：「哭過後，雨過天晴，妳有沒有覺得好過一點？」她點點頭，我請她學會在自己的靈魂裏，看見自己、和好自己、悅納自己。之後，名嘴慢慢走出人生陰霾。

沒有一滴水，會認為自己造成了洪水。
沒有一粒砂，會認為自己造成了山崩。
沒有一片雪，會認為自己造成了雪崩。

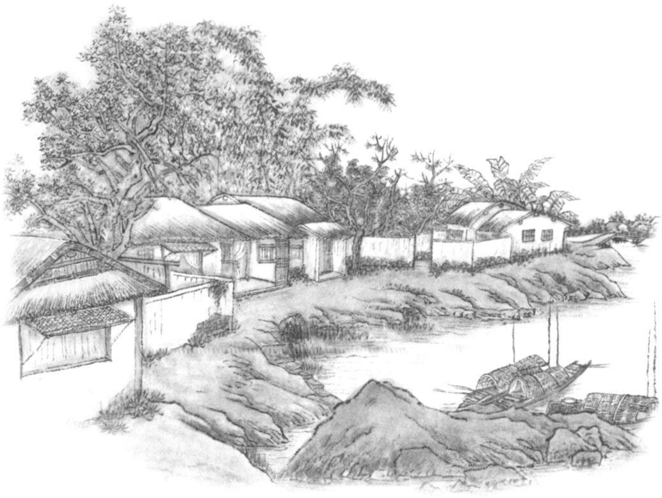

# 那人那山那蛙

生活為什麼會累？工作為什麼會累？活得累的人，大都心裏裝著許多不喜歡的事。什麼樣的生命態度，才能活得津津有味？

有一個貧窮家庭，過年時親友聚餐，大人們閒聊著，東家孩子長，西家孩子短。大舅舅說話了，指著14歲的少年仔說，那隻猴仔仙（瘦皮猴），身高136公分，體重29公斤，像石頭蹦出來的猴子，以後是家族中最沒用，最沒出息的子孫。這麼傷痛的話，狠狠的戳進少年仔的心底骨底。

瘦皮猴只完成小學學業，就開始四處打工。埋頭苦幹，換了一個行業又一個。猴子的頭腦，是不是特別機靈聰明？瘦皮猴25歲時，兄弟合開一家鐵工廠，白手起家，奮鬥幾年，就事業有成，業務擴展至海外，年收入上億。那個家族中最沒用的子孫，變成董事長，此時才30歲出頭的年齡。那個大舅開口借50萬，瘦皮猴當作是，當年對他「金玉良言」的禮金，無條件敬贈。

大部分的人有錢時，想的是：如何賺更多的錢、如何享受生活、出國旅遊、品嘗山珍海味、笙歌舞池、美酒美女、豪宅名車，珠寶古董。自從工廠上軌道後，董事長買的是荒山，一座又一座，他出國都是去找特有品種樹苗，一株10～30萬元不等，有些珍貴品種，一株高達70～100萬元。董事長穿梭在高山峻嶺，尋找快絕種的台灣原生樹種，在自己的荒山中復育。

有一天，董娘很生氣的，把董事長珍貴辛苦種植的盆栽，一舉從樓上摔下、摔碎，抗議：董事長心中只有樹，沒有老婆。這一破釜沉舟的抗爭，反倒讓董事長放下俗務俗情，才40歲就歸入山林，成了山人，隻身在荒山中。他篳路藍縷的找水源、開山路，一寸泥一寸土、一株草一棵木的，開墾植林。最後，董娘被董事長的精神感動了，鼎力支持他的夢想。

到了夜晚，山人以地為床、天為被，星星月亮伴燈火，勤讀動植物相關學術知識，還要背學名、拉丁名、英文名。就這樣日復一日，年復一年，不知道什麼是孤獨？不知道什麼是寂寞？只有滿腔熱血滔滔，和虎頭虎腦的英雄氣概！30歲的小伙子，一路變成70歲的老頭子，熱愛大自然的情懷依舊熾熱，樂此不疲。

台灣品種的原生植物、水生植物、原生魚類、原生青蛙、原生蝴蝶，就在山人的血汗中，被復育下來，保留下來。當初的小樹苗，經過近40年的撫育，已高聳得可參天了。2億5千萬年的品種植物，也在園區駐足。超過6千萬的投資造林，把荒山變成林相豐富的生態園區，為了保護森林，不對外開放。

山人的園區，種了許多果樹，不是給自己吃，也不是要賣，而是給林中的鳥兒吃。各種鳥類聞香而來，也帶來遠方樹種。台灣特有珍稀野鳥，國寶級藍腹鷴，偶見在林間曼妙散步，美得令人驚豔，讓幸運的人大飽眼福。山人鷹眼般的視力，瞬間看到金龜子正在享受樹汁美食，卻一不小心跌落池塘，山人三兩步跨過去，將金龜子救出，放回原處，金龜子可知主人的仁心？

園區種了許多馬兜鈴藤蔓植物，成熟的果實如掛在馬頸下的響鈴，屬巨花馬兜鈴，巨花凹陷如水瓢，深咖啡色，長40公分，細細尾巴，長60公分，隨風搖擺，空中飛舞，非常壯觀壯麗，是為了招蜂引蝶，提供美食，其葉片為黃裳鳳蝶的最愛。山人為蝴蝶找個快樂平安的家，於是各種蝴蝶，飛奔飛舞而來。

園區幾處很大的人工湖，吸引野鴨前來駐足。山羌也來找棲身地。偶然抬頭，驚見一群猴子，拉著樹藤，在樹林間搖擺，盪鞦韆。遇到猴王大選盛會，還看得到一群猴子，大排陣勢，激烈戰鬥的場景，煞是驚心動魄！有嘉賓來訪，隨地摘取野菜招待，山珍野味，賓主盡歡。一到春天，百鳥爭鳴，百蟲呢喃，百花齊放。清晨被鳥鳴喚醒，夜晚在蛙鳴聲中入夢。

這一位小學畢業的動植物門外漢，被專家讚譽為天才。山人不只對植物瘋狂，還自行設計，園區依山形、大石頭，築基成的觀景屋台，令人對這位建築門外漢，豎起大拇指！來園區工作的技師，總是碎碎唸：「這人頭殼壞了，肖仔，瘋子！」天才與瘋子，笑傲江湖近40年。

人生最美麗的時光，是那對自己信心滿滿的時刻，是那全力以赴的時期。

當植物生病了，山人就著急的救治。自己生病了，卻一拖再拖。人畢竟不是鐵打的，就是鐵打的，用久了也會生銹。山人的膝蓋，上山下水的，已大大的抗議掙扎了。肩膀因長久過度使力，也痛到不行了。英雄只怕病來磨，山人終於出現在診間。

## 針灸處理

面對這位國寶級人物，懷著誠敬的心為他下針，每下一針就唸一次「法輪大法好」，給山人最佳的祝福。

《內經》說：「陽氣者，若天與日，失其所則折壽而不彰。」人老先補腎陽，針百會、關元、湧泉穴。補腎精，針太谿、腎俞穴，請他自行灸命門穴。補精血，針血海、三陰交、足三里穴。那麼痛的湧泉穴，針下去，山人連眼睛也沒眨一下，他說比起在山上跌倒割傷，小巫見大巫。

戰備物質佈局好了，再進入主戰場，治療膝蓋痛，針伏兔、犢鼻、陽陵泉、足三里穴。手臂肩胛痛，針臂臑、肩井、肩貞、天宗、曲池穴。順便治療前列腺肥大，針中極、百會透向前頂穴、頭維穴透向髮際。强心，補後座力，讓山人繼續揮灑生命力，針內關、膻中、公孫穴，亦補心血之意。

70歲的山人，動作敏捷，手腳俐落，走路虎虎生風，說話聲如洪鐘，頭髮全黑，臉上無皺紋，眼神炯炯，有如40歲壯男。骨科醫師驚見，已70歲的山人，竟然沒有骨質疏鬆。山人講起他的園區，就心花怒放，如數家珍，侃侃而談，滔滔不絕。光是挖一個較大的青蛙池，挖坑、填土，就耗費超過500萬，有大有小，十幾座。還特別營造模擬青蛙的生態環境，大費周章。

青蛙除了捕食，多在夜間出來活動。山人常在夜間，在漆黑的森林中，獨自一人手提手電筒，小心翼翼的，觀察蛙兒們的生態，一舉一動，動作筆記。扎實的功夫，可以與專家華山論劍了。山人自己兒子出生，也沒那麼認眞關愛觀察。

一到初夏，當夜幕低垂，在朦朧的夜光下，園區蛙蛙管弦樂團，正準備熱鬧登場，我歡喜的一一介紹團員，請有緣的聽衆，給予熱烈掌聲：

❖白頷樹蛙：發出有如擊竹板的聲音。

❖面天樹蛙：叫聲急促，有如小鴨鴨的聲音。

❖腹斑蛙：發出單一啯啯的斷續叫聲。

❖澤蛙：俗名叫田蛙，最引人鄉愁，小時候常聽到的田邊、水池、水溝的青蛙叫聲。單獨一隻時，連續數十個「啯、啯」，兩隻對叫時，變成「啯ㄎㄧ丶，啯ㄎㄧ丶」聲。

❖史丹利小雨蛙：是一種珍貴稀有的品種，最令山人驕傲得意，復育成功的青蛙，叫聲如昆蟲般的尖銳奇妙。

❖拉都西氏赤蛙：雄蛙有內鳴囊，叫聲低弱，綿長，如似撒嬌，也很像上廁所時的聲音。所以俗稱拉肚子青蛙。

❖黑蒙西氏小雨蛙：叫聲嗶嗶嗶，如弦鳴笛聲，叫得很大聲。

❖虎皮蛙：叫聲雄厚有勁，如打鼓。

❖台北樹蛙：是台灣特有物種，獨隻叫聲，低而單調的「葛」聲，二隻以上叫聲，3～4個音節，「葛、葛、葛、葛」，尾音加上「咯、咯、咯」。一片森林，就這樣，各種類蛙蛙歌唱家，齊聲高唱，夜光奏鳴曲，一曲接一曲。森林小精靈，螢火蟲，背著閃光燈，像眨眼的星星，閃閃點綴夜空，伴著蛙歌，在銀光下飛舞，搔首弄姿，尋找愛的伴侶。誰能聆聽大自然的樂章？只有有心人，心淨如月明的人，才能欣賞上帝所組，蛙蛙管弦樂團的天籟之音。

聽山人說那些青蛙的可愛，人們卻對青蛙很不禮遇，用青蛙來表達的成語，多有貶意：井底之蛙，坎井之蛙，廢井之蛙，說的都是沒見識。蛙鳴蚓叫，蛙鳴狗吠，蠅聲蛙噪，蛙鳴鳥叫，春蛙秋蟬，蛙鳴蟬噪等，都在形容文章或見識拙劣。沉灶生蛙，臼灶生蛙，都在形容水患。

還好蛙兒們不懂人的語文，仍自得其樂的逍遙水池中，嘲笑人類的夜郎自大。其實每個人都是宇宙的囚徒，宇宙的井底之蛙，只有井口大小不同的區別而已。

望著匆匆離去，要趕上山的山人，彷彿看到山人身體周圍的衛氣，閃閃發光，

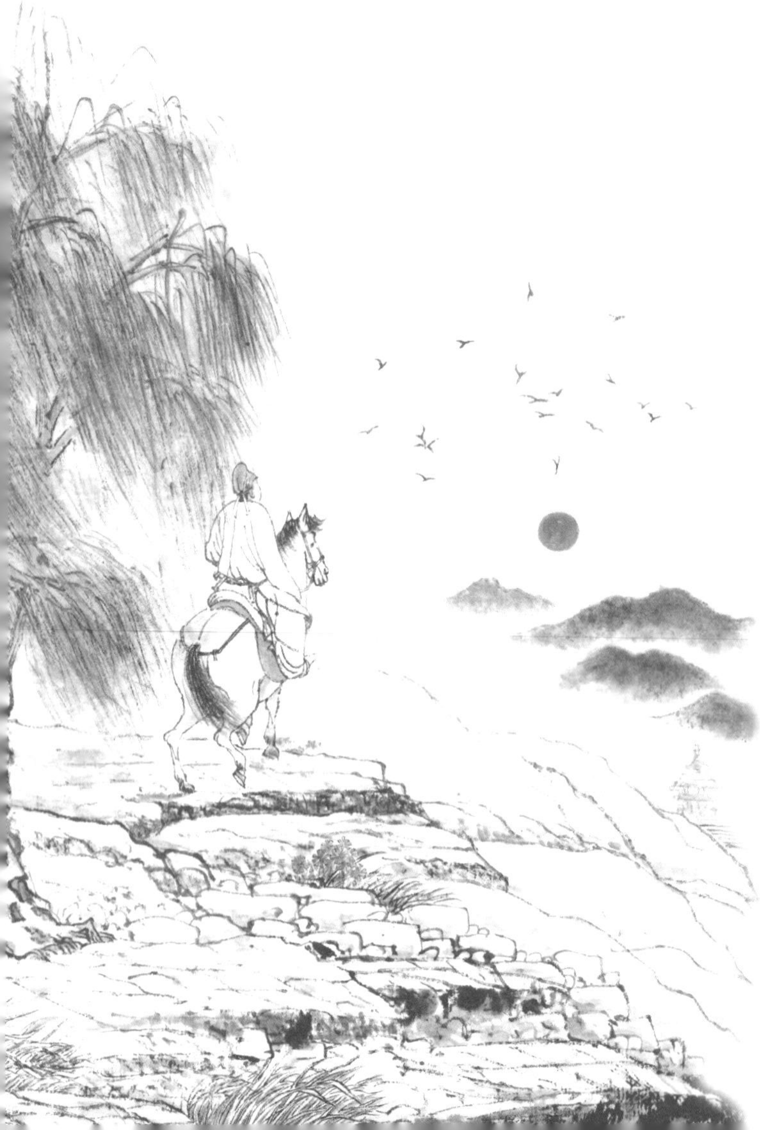

我默默的向山人敬禮，一個默默為台灣生態付出心血的，無名英雄。

# 越活越柔軟

按理說，隨著經歷的事情多了，人會變得更明理，更練達。隨著世間的冷暖品嘗多了，人會變得更豁達，更平易，更珍惜情誼。到底，為什麼有些年長者，反而變得頑固，不可理喻？

有一位73歲阿公，因為腰椎間盤突出，從腰痛，酸麻，一路到左大腿、左小腿。在家附近，看了幾位醫師，沒看好，就自己從居住在火車北迴線上的家，開了40公里車，到北部，再由住北部的弟弟，請假陪同坐高鐵，輾轉來看診。

阿公身高167公分，體重83公斤。肚子很大，有如豬八戒的身材。頭髮稀疏有如沙僧的髮型。手上臉上佈滿老人斑，都是睜大了的眼睛看人。講話聲音很大，上下兩片唇很薄，色暗近黑。講話時鼻翼煽動，滿嘴的口水，還常噴到人，很會碎碎念，有如唐僧的嘴。

阿公腦筋浪會急轉彎，有如孫悟空的腦筋，有時還像少了一根筋。步履蹣跚，拄著拐杖，時不時，弟弟還要扶著他，稍微走多點路就會喘。生活和健康的壓力都浪重。皮鞋擦淂浪亮。想要到西天取經嗎？這一切景象，似乎離西天越來越近。

**針灸處理**

通常頭上的針，都在診間先針。老人家的第一針，補陽氣，針百會穴。顧念阿公舟車勞頓，用細針，輕刺激。只用5分針，下針剎那，阿公就縮著脖子，手捧著頭，大聲尖叫，好像在殺豬。

我告訴阿公的弟弟，這樣怕針，沒辦法用針灸治療，那就改吃藥。阿公馬上說，他堅持不吃藥，說是一吃藥就會吐，可是，他還沒吃到我開的藥。弟弟在旁和哥哥拉扯，鼓勵並勸老哥再試試，那麼遠跑來，什麼治療都沒處理，白白浪費一天的時間和車費。

好不容易阿公同意再試試看。到針灸房，腰部問題，要採伏臥針灸，阿公才剛趴下，就擺臭臉，說這樣趴著不舒服，沒辦法呼吸，又吵著不要針了，只好改仰躺，先調氣機。

通四肢關節，針合谷、太衝穴。左腿酸麻，針風市、陽陵泉穴。補氣血，針足三里、三陰交穴。阿公只肯針到此。才針幾個穴位，就花了不少時間，因為每針一針，阿公就唉喲唉喲的叫，要停下來等阿公喘個氣，半哄著，才有辦法繼續針。等全部針完時，阿公生氣的說：「醫生，你是不是要把我整死？」

阿公無法接受針灸，也不肯吃藥，我建議弟弟就近看醫生，並介紹當地醫生給他。3周後，阿公又來看診，說我介紹的醫生，針灸很痛，而且還在針上加電，更痛。阿公拒絕再去治療。其實，阿公給我針灸，也喊痛啊！弟弟在旁，很無奈的樣子。

我對阿公說：「如果要給我治療，你就要乖乖配合。這樣才有辦法幫你治療。」阿公這次趴著針，背部緊繃，針天宗穴。腰部酸痛到下肢，加針腎俞、秩邊、環跳穴。每下一針，阿公都是哀哀叫。

在針灸的過程，阿公常叫喚弟弟，說他哪根針會痛，頻頻叫我去調針。幾次下來，和他同一時間看診的阿婆，實在看不下去了，在旁笑他（台語）：「人那麼大隻，還那麼沒路用，哪有那麼痛？大男人，笑死人！」阿公立即凶悍的回嘴：「痛的又不是妳。」

每次來診，阿公一走進針灸房，馬上把電扇開到最强，連冷天也不例外，也不管其他病人大喊很冷。可憐體弱的小姐，不是走避，就是等下一批再針灸。雖然我勸說阿公，電扇開太强，不利於針灸走氣，但他堅持强扇，絕不妥協，使我左右為難。

這種腰椎間盤的問題，配合吃藥，治療效果會比較快。我試著送阿公幾包水藥給他吃，阿公吃了竟沒吐出來。之後，我每次送不同的水藥給阿公服用，安神的、健筋骨的、固腸胃的、顧腦的，他都沒有拒絕。半年後，我說：「阿公，你要不要按你的體質煮水藥，這樣可縮短療程，你兄弟倆才不會太累。」阿公馬上回應：「你怎麼把我叫得那麼老？我不要吃水藥，會吐。」弟弟在旁聽了，無奈的搖搖頭。

有一次，阿公說要請假2個月。我想是來看診，路途遙遠，奔波很辛苦，很累。阿公的腰腳問題，也好很多了，後來的針灸，兼調阿公的失眠，心臟病，肺纖維化，曾患前列腺癌症後的保養。最令人感動的是，弟弟每周請假陪老哥，實在勞累，手足情，血濃於水，幾人能做得到？

老哥要請假，弟弟不但沒有鬆懈休息的喜悅，反而眉頭緊皺，怎麼會這樣？阿公接著說：「我要去大陸找人！」阿公的親人是不是在大陸？不然，怎麼都是弟弟在照顧？我好奇的問：「你要去找誰啊？」阿公說他要去找一個朋友，那人欠他200萬，跑到大陸去後，就沒消沒息的，已經10年了。而且，阿公除了只知道他的名字外，不知道那人的電話，也沒有住址，大海撈針啊！阿公執意要去，而且是一個人去。

阿公走路雖然有進步，但老態龍鐘，在人群中，一個不小心，沒有人陪伴的話，很容易被絆倒。阿公還有心臟病，我很擔心的問：「你有沒有找人安排行程？」阿公若無其事的回答：「去了再說，沒找人幫忙。」

弟弟等老哥在針灸房針灸時，跑來跟我說，他怎麼勸老哥不要去大陸，老哥都不理他，一意孤行。他在大陸不認識任何人，也沒有任何親戚，更沒去過大陸，弟弟非常擔心老哥的安危，要我幫忙勸說。事情大條了。

等阿公針灸出來，我把他請到診間，說：「老哥，來，我仔細把一下脈，看你能不能去大陸？」我故意把脈把了很久，阿公急得直問：「醫生，怎樣？我可以去嗎？」我望了他好一回，面色凝重的說：「你不准去，你的命，比200萬還值錢，去了，可能連命都保不住。」

阿公氣噗噗的，一直問為什麼，如果我要解釋，他就會反駁，而且一大堆歪理，我乾脆斬釘截鐵的說：「不能去，就是不能去。」終於化解一場危機，弟弟才鬆了一口氣。

阿公對弟弟的殷勤扶持，不領情，不感謝，從沒給弟弟好臉色。有一次過馬路，走到中間，號誌燈閃黃燈了，弟弟請老哥走快一點，老哥生氣的說：「你要我快一點，快點死是嗎？」連弟媳婦都看不過去。

有一次，阿公去看西醫，請醫生幫忙評量巴氏量表，因為他想請外勞照顧。醫生回答他說：「你開車，開得比我還猛，怎麼幫你？」原來，有一次在停車場，阿公車速很快，差點撞到醫生的車。

好一陣子，阿公沒來看診。有一天，陪診的人，多了一位女士，經弟弟介紹，竟然是嫂子！原來阿公有家室，還以為他是獨居老人，並且還有3個孩子。老婆和孩子都和弟弟住在同一城市。家人都受不了阿公，不和他聯絡，也不理他。現在連弟弟也受不了阿公的脾氣，看診的事，想交棒給嫂子。但是從此以後，阿公就沒來看診了，因為大家都不肯陪診。

有一天，阿公滿臉疲憊的出現在診間，竟沒有家人和弟弟陪診，我很驚訝的問：「你自己來嗎？弟弟呢？你是怎麼來的？」沒想到，阿公竟然包計程車來，一趟來回要5千元，單程車程，近4個小時，我聽了差點暈倒！

算一算，一周一次，一個月要2萬元的車資，那是多大的負擔啊！來回坐車時間近8個小時，老人家怎麼受得了？而且阿公常尿急，長途車程，怎麼挨過？阿公又不是生什麼大病，調養的保健，每個醫生都可以處理。

我很嚴肅的說：「如果你沒有家人陪伴，不要來看診，錢不要亂花，老本省省用。」並介紹了北部5位醫生給他去看，看他和哪個醫生有緣，阿公挑剔得很。結果，阿公很不高興的說：「醫生，你是不是想甩掉我，不幫我看病。」真是冥頑不化！並通知阿公的家人，他包車的事，家人也無可奈何，隨他去。

第二周，阿公竟然還包車來看診，我告訴與上一次同一個司機小姐說：「如果阿公沒有家人陪伴，不要載他來，他有潛在的心臟病，身體狀況不穩定，萬一路上出事了，妳承擔不起。」阿公衆去親離，為什麼人會把身體、感情搞到這個地步？

人生是個變硬的過程，從出生柔軟如綿，一直到腿硬，肝硬，腦硬，最後僵硬。有些人25歲時，心已硬已死，80歲時才埋葬。人生不簡單，儘量簡單過。至少，是不是能讓心思，越活越柔軟，以柔克剛？

# 切膚之痛

一位年輕人在櫃檯掛號，一邊掛號，一邊破口大罵：「那些治糖尿病的醫生，都是在騙吃騙喝的。」他的嗓子，高亢刺耳，全診所的人，都聽到了他的痛訴。

但不是年輕人要看病，他是幫有糖尿病的老媽掛號的。70歲的老媽，服西藥降血糖藥，已30多年了。飯前血糖，有時竟高達370，飯後血糖曾高達500，打胰島素，血糖還是不穩定。老媽佝僂的身子，黑乾瘦，步履蹣跚，滿臉痛楚，滿臉皺紋，眉頭緊皺，眼神茫然。

老媽寸步難行的腳步，兒子沒扶她，當她走近時，我才看到她那雙腳，雙足趾壞疽，難怪老媽那麼痛苦不堪的樣子。年輕人陪著老媽，走進診間，又咆哮著：「我敢說，所有治糖尿病的醫生，都是騙吃騙喝的。」降血糖西藥的副作用，會引發心臟病、腎臟病、腦中風，甚至提高死亡率，高達64%。

老媽從腳踝到腳趾，水腫脹痛得厲害，踝趾皮膚呈灰褐色、咖啡色，近趾頭末端近黑色。西醫說，再治不好，可能就要截趾了。兒子說到這裏，老媽聽了，老淚縱橫，那以後要怎麼走路啊？我拿衛生紙給老媽，擦她那傷心的老淚！

老媽的足趾白天痛，晚上更痛，坐著痛，走也痛，這是最痛苦的糖尿病併發症。不止如此，腳的痛，使得老媽坐立難安，影響睡眠。而且，老媽的耳朵越來越重聽，視力越來越模糊，人越來越瘦，這種煎熬的日子，要怎麼過啊！

老媽恐慌的眼神，著急的問我：「我的腳會好嗎？」沒等我回答，兒子馬上用台語說：「妳去死死ㄟ好ㄚ啦！」聽了真讓人心痛，我趕緊拉著老媽的手，輕揉她的合谷穴，怕她承受不住，如此傷痛的話。

可憐的老媽，耳朵有點重聽，還反問兒子：「你說什麼？」我正擔心兒子口不留情，口中利箭再發，真沒想到他竟真的重覆剛才那殘忍、狠毒、無人性的毒話。我立即請他出去，在外等候。好在老媽重聽，她一臉茫然，還傻愣愣的問我：「他剛才在說什麼？」

老媽很怕針，又怕吃藥，說她吃了很多藥，都沒效，問我有沒有好一點的藥膏，給她擦一擦腳就好。

這時，兒子又衝進來，罵人：「妳實在很沒用啦！妳不聽話，我就不再理妳，就讓妳去截趾，剁掉算了。」老媽老淚在眼眶裏打轉，我立即向老媽保證，會輕輕的幫她針灸，哄了半天，老媽才肯針灸。老媽的聽力以前也很好，家人聽說糖尿病，病久會失聰，所以家人對老媽的重聽，視為理所當然的現象，也沒幫她治療聽力。

## 針灸處理

老人家針灸，第一針，一定是先針提振陽氣的百會穴，以便針其他穴時，行氣較順利。當我要幫老媽針百會穴時，老媽抱著頭，不肯給我針，說她好害怕針頭部，叫我直接針她的腳就好，所以連手上的配穴，也不肯給我針。

我只好用5分小針，遁患處繞一圈，針公孫、太衝、衝陽、地五會、丘墟穴。每下一針，老媽就哀哀叫，甚至針都還沒刺進去，她就叫痛。我只得一隻手握著她的手，另一手針灸，一面說：「惜惜哦！」針完，老媽馬上問：「我什麼時候會好？」

第2診，老媽的腳腫比較消一點，但還是很腫，還是很痛。我問老媽：「妳想不想快點好？」老媽即刻，猛點頭，我立即回應：「那妳要勇敢一點哪！才會好得快。」這次老媽只回答：「我怕痛。」

我輕輕握老媽的手說：「我會輕輕的針哦！不要怕啦！越怕越痛，針灸是走氣的，妳越接受它越不痛。針灸的痛，不會比妳的腳痛，針灸不會比妳截趾可怕。」老媽苦笑了一下，喃喃自語：「說的也是。」

老媽糖尿病，日久引起神經病變，足感功能差，血液循環差，終致傷口不易癒合。活血、養血，針曲池、血海、三陰交穴。看老媽間歇性跛行的步伐，有可能動脈阻塞，引起下肢循環缺血缺氧，導致肢端缺血性壞死。促進下肢血液循環，針血海、足三里、丘墟、崑崙穴。

傷口潰瘍，有可能是化膿性感染，解毒，針築賓、血海穴。患處組織液滲出，針陰陵泉、三陰交穴。糖尿病日久造成免疫病變，加上年老臟器功能退化，白血球功能差，對細菌入侵的抵抗力隨之變差，壞疽的形成，細菌可能經血液循環，傳遍全身，引發敗血症，甚至危及生命。所以要調節免疫系統，針合谷、足三里、三陰交穴。

提振陽氣的百會穴，老媽直到第3診，才肯讓我針。老媽到了晚上壞疽處更痛，是因為她心氣不足，又營養不良，心輸出量減少所致，强心原本要針內關穴。看老媽已承受不了針了，我就幫她按摩一下內關穴。

原本老媽的視力、聽力都還有治療的空間，其他腰酸、腎經寒、腎精不足、糖尿病，也都很想幫她一起治療，可是老媽那麼怕針，不知道兒子有沒有耐心，長時間帶她來治療，真是愛莫能助，只好先救急治壞疽。

## 處方用藥

雖然老媽一直表示不要吃藥。我苦勸她試試看，像她那麼嚴重的壞疽，光靠針灸，我的功夫不夠，況且老媽那麼怕針，都用5分針，都用輕刺激，針灸也無法完全到位。好不容易說破了三寸舌，老媽只肯吃3天藥。

用科學中藥，當歸四逆湯，走末稍，用以溫通經絡，散四肢寒，並養血通脈。桂枝茯苓丸，活血化瘀，治血栓性靜脈炎，兼補脾益氣。加雞血藤，活血通絡，清熱解毒，擴張血管，增加血流活力，調節免疫力，還可增加血紅蛋白。加牛膝，引血下行。

傷口處，用石膏、乾薑、蒲黃，拌勻外灑，能收破口。滲出液多，外撒黃連粉。外擦特製藥膏，請老媽頻噴天羅水。

## 特別囑咐

❖ 糖尿病壞疽，秋冬易發，注意足部的保暖。

❖每天用溫水泡腳10分鐘。勿用太熱的水洗澡。
❖勿穿涼鞋、夾腳拖鞋、高跟鞋、前頭尖型的窄鞋。
❖勿赤腳走路，以防踢傷、受傷而不知。
❖修剪趾甲，勿傷腳趾、皮膚。足有厚繭、雞眼要處理。
❖買鞋子要在傍晚時間買，此時腳的體積最大。試鞋要站著試。鞋的前端要留手拇指指甲寬的空間，要穿有彈性的鞋底，以防微血管基底膜增厚，微循環障礙。
❖自行做强心操：雙手掌手指，用力撐開9秒，用力握拳9秒，連作5次，以期增强心臟打血到下肢的血流量。
❖作完强心操，掐手十指指尖。用手指尖，治腳趾尖，還可預防血栓。

第2診，老媽主動要求兒子帶她來針灸，她覺得人比較舒服，腳不會那麼沉重，也肯吃藥了。第3診腳腫開始消退，皮膚顏色漸活潤。第4診，傷口組織漸癒合，步行較不痛了，花了一個月才見改善，療效有點慢，老媽終於露出笑容。

前後治療2個月才穩住病情。但老媽還有一段路要走，雖然時光如流水，卻是人生路漫漫！糖尿病與肝有關係，肝與情緒的疏泄有關係。老媽那雙壞疽的腳，曾一步一腳印的，牽著兒子，從蹣跚學步，拉拔長大。此時，也正需要兒子，牽著滿是皺紋枯瘦的老手，但是兒子的手，遲遲不肯伸出！

如果兒子對老媽的態度能好一點，老媽的病就會好得快一點。孝心可節省醫療費用，孝心也是一種特效藥。

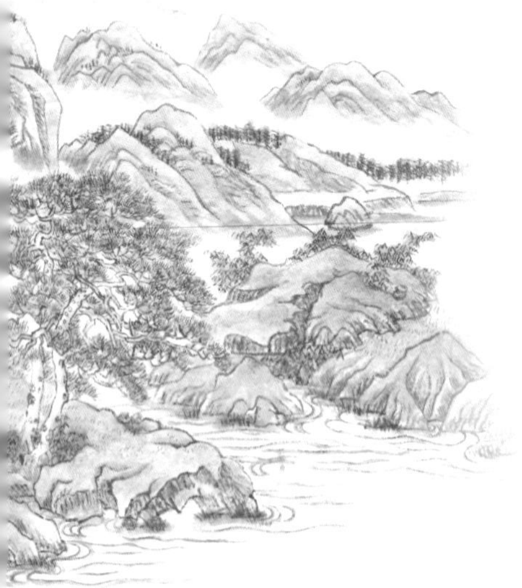

# 蟲蟲危機

萬物都在一定的生存法則和生態環境中存在著，各領風騷，各安其位。一旦有生命的威脅，萬物就會全力以赴，處理危機。

一位52歲大學教授，個性斯文，原本喜歡靜態活動，有一次朋友邀約爬山，不知道哪根筋，被翻了個大筋斗。從此以後，教授酷愛登山的興緻，10幾年來，從未隨著歲月而褪色，百岳攻頂，在3千公尺以上高山，飽覽鬼斧神工的大自然，成為假日的嗜好。教授爬山的經驗，豐富得可以當登山領隊了。

正是初夏，遠山含笑，草地裏，土地裏，萬物鑽動，蟲蟲世界活蹦亂跳，呼喚著糊塗蟲、寄生蟲、應聲蟲、蠹書蟲，一起舞動著生命力。有一次教授去登山，山路崎嶇，跌跌撞撞，都是小菜一碟。教授一不小心跌倒後，左小腿不知道被什麼調皮蟲咬到，竟紅腫熱痛到寸步難行，來診所就醫，經連日每天針灸，好不容易才擺平。

在一個沒有計畫的假日清晨，看上去天氣晴朗，微風拂面，是爬山的好天氣。教授帥性的就出門了，當天來回的行程，只是海拔600公尺高的小山，穿著涼鞋，沒穿襪子，就出發了。教授輕輕鬆鬆的上山，輕輕快快的下山。當教授下到平地時，感到左大趾有點刺痛，爬山被蟲咬，也是家常便飯，他不以為意，就回家了。

教授回到家，洗個舒服的澡，那個大趾的小刺痛，竟變成大刺痛，開始紅腫熱痛，走路已無法正常踩地。登山老手，還是「老神在在」的，不慌不亂，第二天才來看診。

來診時，教授的大趾不但腫，傷口有一點變黑，有膿，微發燒。我擔心教授有糖尿病，會不會演變成蜂窩性組織炎？我先囑咐教授，如果今天處理後，繼續發燒，先去給西醫處理，用强效抗生素穩住病情。教授滿臉疑惑的問：「有那麼嚴重嗎？」

教授遵照醫囑，真的去看西醫。外科醫師說是蜂窩性組織炎，開了消炎藥，抗生素。教授服藥後，胃不舒服，就沒再吃了。

## 針灸處理

我一邊說，一邊快速針足踝區塊的頭皮針，約在百會穴下2針。解毒，針血海、築賓、承山穴。去瘀，針曲池、血海穴。化膿，針傷處周圍下3針。促進小腿循環，暢通作戰路線，針足三里、三陰交、太衝穴。請教授每10分鐘，噴天羅水1次，從傷口、足踝、噴到小腿。

## 處方用藥

開科學中藥，黃連解毒湯，當歸拈痛湯，加牛膝、魚腥草、綠豆癀，3小時服一包，或三餐飯後，一次服2包。特別囑咐少吃發物，冰品冷飲。當晚，心裏一直掛念教授的傷勢。

第二天，教授大趾腫勢快速發展，已腫到全腳踝，傷口黑一大片，有更多的膿腫，還好燒已退。此時教授已寸步難行，卻悠哉的神情，一點都不緊張。教授比較不喜歡吃西藥，有什麼不舒服，感冒、發燒、牙痛、肚子痛、尿道炎、眼睛痛、糖尿病，就找我處理，遇到棘手問題時，反而讓我感到壓力倍增。

第3天，傷口周圍的膿稍減少，但整個足踝足背都很腫，而且整片瘀青色暗。受傷後，往往第2、3天，傷勢看起來都比較嚴重，因為人體的自衛隊，會派很多殺手細胞前來作戰，在傷口附近紮營。正邪交爭戰，戰況激烈，戰區一下子擴大，把皮膚都撐起一片紅海，紅腫青紫熱痛。不知道被哪條蟲老大咬到？毒副作用這麼大。還是教授侵犯了蟲蟲的生存地盤，它們絕地大反攻了。

第4天，教授進診間，一隻腳穿著拖鞋，一隻手提著拖鞋，受傷的腳赤足走進來，腳已經比較能著地了，那模樣煞是可愛。我請教授買雙夾腳拖鞋，不要赤腳，以免遭細菌感染。教授的足腫稍減，但大趾的傷還是很紅腫，很痛。

平常教授很能針，針感很强也不怕。針灸半小時後，小姐來說教授人不舒服。

我趕緊過去看，噢！教授暈針了，臉色蒼白，頭暈。我先慢慢的出針，一邊和教授對話，一邊揉按左側勞宮、內關、曲池、肩井穴，見教授應答正常，一向健朗的教授說，他還挺得住。

說時遲，那時快，情況急轉直下，教授臉色頓時轉成死白，問話已沒什麼力氣回應，頓頓的答話。教授變成癱坐在針灸椅上，整個頭、臉的汗如雨般，直直落下，如下傾盆大雨。一下子身體也在冒汗，好像在蒸饅頭，全身都濕了。是不是血糖太低了？狀況不妙，我頻唸「法輪大法好」，為教授清場。

我一手幫教授擦汗，一手幫他按穴。教授說他手都麻了，一下子又說他的身體也麻了，而且手開始變冷。我很緊張，心想會不會心臟快麻痺了？立即強刺激急捏左中衝穴，強力捏拉左極泉穴，左胸大肌，教授被我捏到痛得哇哇叫！還說：「醫生，你的力道怎麼那麼大？」幸好，教授還知道痛，我就放心了，回頭說：「我有煉法輪功啊！我用內力幫你救心。」

在場的患者比我還緊張，剛才還一陣喧嘩，頓時，大家都屏住呼吸，靜靜的，觀望我的急救，鴉雀無聲。一般暈針很少出現手麻、身麻，這是很特殊的狀況，不會是毒氣攻心吧？我很著急，還好經過極力搶救，不到一分鐘，教授手不麻了，過一會兒身體也不麻了，接下來玄府毛孔漸關閉，汗開始減緩收汗。

見狀況已穩定下來，教授危機已過，我請小姐倒杯溫開水，讓教授含著，慢慢吞下，並用遠紅外線照他的肚子。教授顯得十分疲憊，好像經過大戰幾百回合，其實是鬼門關前走一回了。幾分鐘後，教授的唇色開始變紅，臉也紅潤起來，精神有好一點，教授說他可以回家了。

我請教授再休息10分鐘，剛才腦部急速調整後，身體還有點虛，況且，戶外日正當中，怕教授走出去，會中暑，甚至暈倒。

## 處方用藥

科學中藥，黃連解毒湯，散腫潰堅湯，桃紅四物湯，加魚腥草、綠豆癀。

暈針必效，暈針的禮物是，全身氣血重新調整循環，可以穩定自主神經。隔天教授來診時說，昨天特別好睡。不但如此，教授的臉色，呈現從未有的紅潤光澤，神清氣爽的。一看傷勢腳腫，竟然消退很多，連大片膿包也都消了，教授已可以正常踩地走路了，針灸眞奇妙啊！

為安全起見，避免暈針的不舒服，先針百會、合谷、太衝穴，鬆弛肌肉，預防暈針。針完看去，教授好像釘了個十字架。之後，再針其他穴位。因為教授上課要穿襪子穿鞋子，每次下班脫襪子，大趾的傷口就被撕裂。我請教授暫穿夾腳鞋上課，大家都會體諒的，這樣傷口才會好的快。我用石膏、乾薑、蒲黃粉拌勻，灑在傷口上，傷口退快就結痂。

一周後，結束蟲蟲危機。教授從此不敢再穿涼鞋爬山，又是一條生龍活虎，假日又投入群山懷抱。

# 踢棺風暴

看似平凡的一句：「快快樂樂的出門，平平安安的回家。」沒有經歷過突發性風暴的人，難以體會這句話，蘊藏多少親情的牽掛，平安的真諦，與上帝的祝福。

一位52歲女性管理工程師，趁著假日，全家一起去墾丁國家公園遊玩。一天下來，全家都玩得很盡興，尤其是孩子，玩水，玩得簡直瘋了。看海的日子，疏解不少工作壓力，增添不少家人的親情，與甜蜜的回憶。

假期結束，準備打道回府，管理師的手臂，開始起疹發癢，只有半天的光景，蕁麻疹就大發作，而且快速蔓延全身。管理師從來沒有過敏體質，從來沒有對什麼食物或物品過敏，也沒吃到會引發過敏的食物。紅斑性狼瘡要發作前，也會有突發性蕁麻疹的現象，但管理師從沒有患過紅斑性狼瘡，怎麼會這樣？

事發突然，來勢洶洶，蕁麻疹暴發得非常嚴重，病急就近看西醫。醫生說，一般急性蕁麻疹發作，24小時就會緩解，急性期大約4天就會痊癒。如果沒有痊癒，會轉成慢性蕁麻疹。西醫開類固醇藥，是一種强烈免疫抑制劑。

管理師服藥後，劇癢難耐，緩解不到一天。第2天更嚴重，如火燒摩天樓般的火勢猛烈，體無完膚，打針吃藥都止不住的大災，全身皮膚劇癢又熱，根本沒辦法睡。已過了急性期的4天了，蕁麻疹一點都沒緩解之象，痛苦不堪！

管理師由先生扶著她，當她走進診間時，我幾乎認不出她了，那個原本削瘦的臉，變成像浮腫的豬頭，眼睛紅腫得幾乎張不開，尤其是左眼。那瘦又乾扁的手，紅腫得像發了酵的「麵龜」，連手套都戴不進去。全身劇癢，不知從哪裏下手抓癢？真的不是一字癢得了，不是一字苦得了！

管理師還會腹痛，噁心，想吐。當我剛搭脈，她的手很燙，再摸她的額頭，頸後，都很燙，管理師發高燒了，39.9度C。我立即用天羅水，噴左掌心、印堂、後頸部大椎穴，再噴左手腕到肘，用刮痧板，從左手腕一直刮到肘部，單方向，刮出一塊塊紅痧，管理師立刻燒退，此時她才感到人舒服一點。我告訴先生，回去還會再發燒，照剛才方法再做一次，大概還會發燒，做了退燒，又發燒，作3次以後，就不會再發燒了。

## 針灸處理

為讓頭部留針久一點，持續治療，頭部採頭皮針法，治蕁麻疹，頂顳後斜線，約百會透向曲鬢穴。頂中線，約百會透向前頂穴。額旁1線，約眉衝穴透向眉頭。額旁2線，約頭臨泣透向魚腰穴。

祛風邪，針風池、曲池穴。皮膚黏膜血管炎性充血，大量液體滲出，針曲池、血海、三陰交穴。解毒，針曲池、血海、築賓穴。抑制免疫過亢，過度反應，針外關、合谷、足三里、太衝穴，用瀉法。左眼特別腫，針攢竹、絲竹空穴。肺主皮毛，針肺經列缺穴，該穴通任脈，兼治任脈上蕁麻疹。止癢，針風池、陽池、曲池穴。

腹痛、噁心、胸悶，針內關、中脘穴，兼瀉心火。預防蕁麻疹引起呼吸道黏膜水腫，而阻礙呼吸，針膻中、內關穴。失眠，情緒不安，針神庭穴，兼治面腫。針灸完，當下，蕁麻疹退去一半。回家後，病情如故。

第2天複診，見管理師的精神好一點，我問她：「妳病發前有到過哪裏嗎？有去墓地、陰廟或奔喪嗎？」因為前一天，我幫她切脈時，有一股陰氣刺我的手，而且管理師的瞳孔內，有一個陰影。

雖然管理師的皮膚，仍然腫得很厲害，也癢得很厲害，經我這麼一問。她突然眼睛一亮，回神的說：「發病前，我去給一位朋友奔喪，一不小心，去踢到他的棺木，當晚，我就作惡夢。」當管理師說著話時，她的印堂一陣青一陣白，左眼睛的太陽穴處，左山根處，忽明忽暗。

難怪她吃那麼强的西藥，也沒有把蕁麻疹壓下來，管理師煞到陰了，卡到陰了，這該怎麼辦？

## 魂歸何處

❖死，指身體腦死；亡，指魂飛魄散。靈魂是人類永恆的議題。

❖量子力學宣稱，人類有靈魂、身體二元性。是次原子粒子，波粒二象性規律的延伸。

❖美國科學家，羅伯特．藍薩教授，依據量子力學，證明靈魂不死，他說：「人在心跳停止，血流停止流動時，人的意識訊息仍可運動，即除肉體活動外，還有其他超越肉體的『量子訊息，或是俗稱的靈魂』。」

❖佛教認為，臨終前的末念，決定去處。含恨以崩，易成鬼。執念不除，成業力，影響來世投胎。

❖人死後1～2天，還有精神活動，內心活動還很活躍。死後5分鐘，甚至1～2天，腦細胞尚在活動。

❖心跳停止5～8分鐘，身體組織內，微弱代謝過程，仍在進行。

❖斷氣約8～16小時，由下肢開始變冷，漸至全身。身體自然冷透時，意識，神識（靈魂）脫離身體。

❖民俗認為死亡後7天，不要動遺體，尤其是修行人。

❖亡者斷氣後7天，始知自己已離開陽間。

❖佛教認為，亡者的神識，7天覺醒1次，蛻變1次。在往生七七49天內，為亡靈超度，以助其福報，過了49天，亡魂即隨業受報而轉生。

❖坐化，屍解：即修行人、道士得道修成後，留下「遺體」，離開俗世，他們指物（竹、鞋、杖、劍……），化成自己相貌的遺體，稱竹解、杖解、劍解、鞋解。約一個時辰後，打開棺木看，變回原物形。這種遺體像活人，腳不發青，皮不皺，眼睛不落光。

❖佛教認為，從死亡到投胎轉世前，亡魂稱為中陰身，因無肉體束縛，中陰身具5種能力：神足通、天眼通、天耳通、他心通、宿命通。

因為管理師的朋友，還在亡後百日內，於是我建議：請亡者家屬，為亡魂上香時，轉告：管理師參加他的告別式後，發生嚴重的蕁麻疹，她不小心踢到他的棺木，不是故意的，請他原諒。管理師很鐵齒，聽了覺得很荒謬。

嚴重的蕁麻疹，把管理師整得很慘，她勉為其難的，姑且試之。當晚看診完，管理師馬上給亡者家屬打電話。家屬很配合，次日晨，即照我的建議轉達。當天，即第3天晚上，管理師複診，我一看，不得了，她的蕁麻疹，竟退去一半，病理性的蕁麻疹，不會療效這麼快，我的針灸技術也沒那麼好，我覺得十分驚訝！

我告訴管理師，她自己也要親自向亡魂道歉。先看農民曆上，選宜祭祀的日子，或選初一，或十五，早上11點以前，在陽台或後院，擺一張桌子，放3樣水果，向著西方，可以不拿香，雙手合十，呼叫亡者名字3次，如法炮製說一遍，誠懇的請亡者原諒。5分鐘後收攤。

第4天，剛好有宜祭祀的日子，管理師早上就把事情辦完。當天晚上來診，我一看，不得了，管理師的蕁麻疹，竟全退去，無法用醫學解釋此現象。再幫管理師切脈時，已無陰氣刺手，管理師瞳孔清澈，那個陰影竟也不見了！

我建議管理師：家裏要清場，可在臥房四角落，放小量鹽巴和米混拌，3天掃掉換新，可連作3次9天，或一個月亦可。特別囑咐管理師，半年內，晚上出門，9點（亥時）以前要回到家，古人說亥時（駭時），鬼門開。

一場踢棺風暴，驚濤駭浪的竄起，高潮還沒迭起，又暴起暴落的落幕，管理師心有餘悸，不敢再鐵齒。

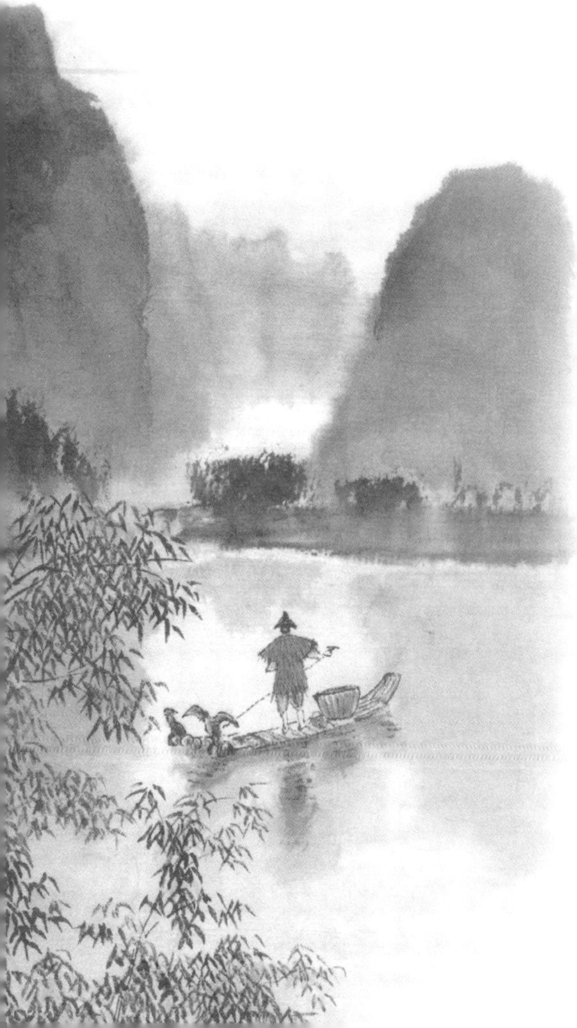

# 心花怒髮

一位擔任電子業集團的執行長，對著妻子咆哮：「我這麼好，為什麼妳非要跟我離婚不可？」妻子二話不說，頭也不回，搭飛機，從大陸回台灣娘家。

這位年輕有為的執行長，從月薪新台幣6萬，拚到40萬，所賺的錢全都交給老婆。從不過問妻子怎麼花錢，只要她把獨生子帶好，照顧好。而他自己只有信用卡，偶爾才刷個卡。因為公務繁忙，都是公司開銷。人前人後，大家都誇讚執行長，是體貼的好丈夫。有聚會時，先生的表現，讓人人稱羨，令人讚嘆，這對結髮夫妻是神仙眷屬。這樣好的老公，有什麼好嫌棄的？

貴夫人回到台灣，就到處去看醫生，從免疫科，精神科，皮膚科，到內科。結果，各項檢查指數都正常。貴夫人吃著各種昂貴的健康食品，也沒幫上忙。朋友建議她去看中醫。這麼幸福的人，都是去看些什麼病？

當48歲的貴夫人，出現診間時，氣色圓潤，雍容華貴，舉止大方，只是眼神迷茫。貴夫人一坐上診椅，把帽子摘下，把假髮脫下。當下，一看，真是不得了，頭上一塊塊的禿，後腦、頭頂、左側等最嚴重，快禿光了，光溜溜的頭皮，好像沙漠，寸草不生，剩下幾根稀疏的灰白頭髮，蓋不住失去的版圖。太誇張了！太恐怖了！

貴夫人原來是長得一頭濃密的頭髮，那麼嚴重的脫髮，不是經年累月造成，而是在一個月內，快速崩塌。西醫說要等到她頭髮全掉光了之後，治療4個月才會再長頭髮。貴夫人怎麼可能等至少半年的時間？貴夫人語氣說得悲痛，卻面無表情。

上帝給了人一頂真皮帽子，細細的頭髮，卻意涵無限。頭髮跟著人一起：快樂，心花怒髮；憤怒，令人髮指；驚恐，毛髮悚然；生氣，怒髮衝冠；緊張，間不容髮；蒼老，白髮蒼蒼；美麗，秀髮飄逸。

上帝還用色彩來美化頭髮，有黑色、金黃色、棕色、紅色，組成繽紛的彩色人生。到了老年，不論人種、膚色、髮色，上帝全部都收回，頭髮全回到銀白色，世界大同。

## 頭髮的精密結構分三層

❖髓質層：占體積5%，由透明多角形角質纖維組成。

❖皮質層：占體積77%~80%，由螺旋蛋白纖維組成，包裹髓質層。

❖表皮層：占體積10%~13%，由特化角質，以鱗片狀，堆疊約6~12層。

## 頭髮的生長過程

❖生長期：成人的身上約有500萬個毛囊，頭部有100萬個毛囊，頭皮有10萬個毛囊。90%的頭髮在毛囊內生長。每個月以1公分速度生長。

平均每天重置50~100根。青春期前，男性生髮比女性快。

成年生髮，女性比男性快，到了老年，兩性生髮無差異。

15～30歲是生髮最旺盛時期，頭髮壽命約2～7年。多由基因決定，部分受到後天影響。

❖衰退期：頭髮任務接近完成，準備退出江湖，汰舊換新，推陳出新，約2～3周，或3～6個月。

頭皮採輪耕制。休耕、輪作，同時交替進行。男性雄激素太高，易脫髮。

❖停止期：頭髮大功告成，準備脫落，歷時約10～12周。平均每天掉200根頭髮。

❖頭髮的三個階段，同時存在，同時進行，不斷輪迴、循環。

男性頭髮生命周期，約4.5～5年。女性，約5～6年。

每個人的頭髮，約10～15萬根。亞洲人，約10萬根。

## 為什麼會不正常脫髮

❖感染粃糠性濕疹：多見油性皮膚，尤其男性居多。

❖自主神經機能衰弱：使毛乳頭的機能暫時退化，以致形成圓形脫毛。20%患此症者自然痊癒，有30%患者會再發脫毛。

❖遺傳性脫毛：20～30歲，在前額到頭頂處，大量脫髮，幾成禿頭，男性多於女性。此類脫髮禿頭，不易治療。

❖精神官能症：常因傷心、受驚嚇等精神問題，引起歇斯底里的情緒，以致脫毛。

❖皮膚病：脂漏性濕疹、頭皮接觸性皮膚炎、異位性皮膚炎等原因，引起頭皮屑多，以致脫毛。

❖瘢痕性脫毛：頭皮遭受外傷、灼傷，痊癒後，頭皮遺留瘢痕，毛乳頭因此受到破壞，毛髮不再生長。

❖全身性疾病：急性傳染病、腸傷寒、糖尿病、膠原病等，使身體機能衰退，營養不良，毛乳頭隨之機能減退，造成脫毛。

❖甲狀腺機能亢進：引起賀爾蒙異常。

❖某類藥物：治梅毒、痲瘋病藥，使皮膚異常脫毛，甚至不再生長毛髮。治療癌症放化療的藥，引起掉髮，須過一段時間，才會慢慢長出。

## 針灸處理

髮者，血之餘。補血，針血海、三陰交穴。肝臟血，補肝血，針三陰穴。《內經》說：「腎藏精，其華在髮。」補精血，針關元、照海穴。頭皮屬皮膚，而肺主皮毛，加强肺的宣發，及皮毛功能，針列缺穴。

促進頭周循環，用頭皮針法，針頂中線，約百會透前頂穴；額中線，約神庭穴透向印堂；額旁1線，約眉衝穴透向眉頭；額旁2線，約頭臨泣穴透向瞳孔；額旁3線，約本神穴透向眉尾。毛髮生長後，可只針頂中線，額旁3線和禿髮處。

毛囊如田地，土生萬物，調中焦脾土胃土運轉的機能，針足三里、三陰交穴。減少頭皮屑，針百會、風池、血海、三陰交穴。貴夫人情緒震盪，針太衝、合谷穴。適遇更年期，月經不順，調更年期，針公孫、血海、三陰交、內關、太衝穴。

特別叮嚀

❖勿食冰品冷飲，早晚勿吃水果，晚上勿熬夜，11點以前入眠。

❖用十指指腹梳頭，勿太用力，從髮尾往上梳，再由上往下梳。1天3次，每次36下。

❖勿染髮、燙髮，一個月剪髮一次，剪去受損頭髮，以免耗掉頭髮的營養。

❖勿用有刺激性洗髮精。最好用無香味純鹼性皂，洗衣服用的那種。將頭淋濕，用手搓皂出泡沫，以泡沫從髮尾向頭皮，輕輕按摩一下頭皮，即沖洗乾淨。清潔後，用天羅水噴頭。

❖勿每天洗頭，以免過度刺激。洗完頭，勿用吹風機吹頭髮，用毛巾搓乾。

❖用新鮮枸杞葉，煮水洗頭。

❖用整株當歸晒乾，熬汁，外塗頭皮。

❖粃糠性脫髮，用整株當歸，浸100 CC酒精，外塗頭皮。

❖圓形脫毛，先將毛巾蒸過，包裹患處5分鐘，再將蒜頭搗碎，榨汁，外塗禿髮處，1天3次。

❖用桑樹的根皮，桑白皮30公克，用200CC水，熬成100CC，將藥汁塗禿髮處。

❖用蛋黃油，擦塗患處頭皮，早晚各1次。

蛋黃油製法

❖將蛋清去掉，只取蛋黃，放平底鍋上。

❖用小火，把蛋黃燒到黑色焦油狀，一邊攪拌，繼續燒，約40分鐘。

❖燒到鍋子冒煙，蛋黃開始滴油，將此油收集入罐，即成蛋黃油。

❖蛋黃油製作過程，會發出臭味，要戴口罩，開窗戶。

❖10粒蛋黃，約可製成50公克蛋黃油。待冷卻，直接外塗皮膚。因蛋黃油味道很重，若內服，可入膠囊吞服。

## 頭皮屑多的洗頭法

❖用桑枝燒成灰，注入熱開水，攪勻，冷卻，沉澱後，取上面清液洗頭。

❖用菊花葉，約20～30片，注入1.8公升開水，等菊葉變成藍色，文火熬一下，清潔頭髮後，再用此菊葉汁洗頭皮。

❖用桃子葉適量，熬汁，洗頭，效果顯著。

❖用紅茶熬成濃汁，塗髮根，10分鐘後，再用清水沖洗乾淨。

❖用豬膽汁洗頭，頭先洗淨，外塗豬膽汁。10分鐘後，再將豬膽汁沖洗乾淨。一般洗2次，即效果明顯。一個豬膽汁，可分成2次用。

貴夫人一直問我：「我到底得了甚麼病？為什麼會急速掉髮？」明明是焦急萬分的心情，卻是一張撲克臉。我回答：「妳得的是無聊病，無聊，無了，無瞭。」貴夫人如丈二金剛摸不著頭腦。關心她的親朋好友，也一直問她，她到底得了什麼病？她照本宣科回應：「醫生說我得了無聊病。」大家聽了都莫名其妙！

貴夫人總是假髮戴著不離頭，要等針灸時才肯脫下假髮。我勸她少戴假髮，假髮會把頭皮悶住了，毛囊吸不到空氣，得不到大自然的滋養，會影響生髮。其實除了真正關心自己的人，別人根本不在乎！何必為了與自己無關的人，陷入無髮無天。我告訴貴夫人，等到哪一天，敢不戴假髮出門，也就是頭髮要長的那一天。

貴夫人很認真，除了周日休診，每天都來針灸，風雨無阻。半個月後，比較熟悉了，我問她：「為什麼先生對妳這麼好，妳還吵著要離婚？妳是不是太無聊了？還沒了悟愛情，還沒瞭解生命的意義。」

貴夫人才娓娓道來：先生是她的初戀情人，至今對他的感情，始終如一，從一而終。而先生和她談戀愛時，他竟劈腿過2次，2個不同的女人。

痴情的貴夫人，仍忍著心痛嫁給心慕的白馬王子。婚後，先生對她好得沒話可說。貴夫人要做什麼？去哪裏？錢用到哪裏？買什麼東西？等等，先生從不過問。家裏多一樣東西，少一樣東西，先生也從不過問。她穿新衣服，先生從不看一眼，也沒任何反應。有一天，先生心血來潮，誇讚老婆：「妳今天穿的新衣服，很好看！」貴夫人聽了，不知道要笑還是要哭？那件衣服，她已穿了16年！這是寵愛？還是疏離？

先生要去哪裏？做什麼事？幾點回家？要不要回家吃飯？要不要回家睡覺？先生從來不說一句，也不交代清楚。這是相互信任？還是相敬如冰？貴夫人頭髮快速脫落，先生反應冷淡，只是說：「頭髮掉光了，就戴假髮啊！有什麼好大驚小怪的？妳不要用掉髮來影響我的情緒。」貴夫人認為先生根本就不在乎她，她一直熬到兒子考上大學，放心了，也放手了，從此她不想過那種，被冷落，被精神折磨的日子。

聽完，我對貴夫人說：「妳真的是得了無聊病。老公也不是多壞，只是事業心重，不懂憐香惜玉。夫君不愛惜妳，妳自己更要愛惜自己。先把老公放一邊，要不要離婚，慢一點再說。目前最重要的，就是把頭髮找回來，把自己找回來。」

好友很關心，要介紹最好的心理醫生給她，一小時1400元。貴夫人回絕她們的好意，說：「我的中醫師，就是我最好的心理醫師。」每次門診我與她的心靈對話，她都認真的作筆記，還常常拿出來溫習。

貴夫人乾脆把和老公的訊息，切斷4個月，向老公說要調身體。她非常配合一切應注意事項，針灸完就回家，不再出門，不再去作任何檢查，不吃任何健康食品，一口冰品也不碰，10點就上床睡覺。當美國遭受新冠肺炎疫情擴大時，她所投資的美金股票，一夜間損失200萬新台幣，貴夫人竟沒有怨言，也沒有不捨。心情慢慢沉澱，頭髮慢慢如雨後春筍的成長，對老公也沒那麼怨恨了，朋友都不敢相信她的蛻變。

針灸2個月後，第一次進診間，沒戴假髮。3個月後灰白的頭髮竟轉成黑色，新生的頭髮全是烏溜溜的，從前面已看不出頭頂的禿頭。後腦還有幾小塊零星小沙漠。看過她第一次門診禿髮相的一個患者，再看到她時，驚訝的說，她現在的樣子，至少年輕20歲。

貴夫人橫下心來，4個月，每天針灸，服水煎藥劑。終於心花怒髮生，蓬勃發展，拾回自信，還年輕許多，更見女人的風采風韻，重回夫君的懷抱。

# 老有所終終哪椿

「老有所終」是孔子在《大道之行也》一文中的理念。即老年人能有安養的晚年，合適的歸宿。孔子在《論語》中說：「老者安之」。即老年人能安樂頤養天年。

孔子自己更是「七十而從心所欲，不逾矩」的修養。被譽為「千古一聖」的孔子，是中國的無冕皇帝，是世界十大思想家之首。孔子生活「飯蔬食飲水，曲肱而枕之。」不知老之將至。

事實上，孔子中年喪妻，老年喪子，晚景淒涼。甚至自己最喜愛的弟子顏回、子路，也先他而去，如同喪子之痛。當子貢去探望孔子時，孔子淚流滿面，悲哀的唱著：「泰山壞乎！樑柱摧乎！哲人萎乎！」在子路死後1年，至聖先師孔子也與世長辭，千古同悲！

到底要怎樣照顧老人家，才是最好、最適合的「老有所終」？孝心，有時如殺機，殺掉老人生生之氣機，是老人家無法承受的痛。

一位74歲的阿公，原本來調養心悸，眼睛模糊，消化不良，和高血壓的問題。可是阿公的血壓，收縮壓多在100～130之間，舒張壓多在65～80之間，心跳60下左右，常低於60下。我告訴阿公，血壓都那麼低了，還在吃降血壓藥，心臟會漸無力，腎臟也會提早衰竭，血壓和年齡有關。

一般年輕人健康正常血壓是120／80。老年人長壽血壓是140／90。糖尿病、心血管疾病、有蛋白尿的腎臟病，小於150／90。年齡大於80歲，血壓小於150／90。舒張壓60歲前，隨著年齡增高，60歲後反而會降低。

在美國65歲以上，標準血壓是150／90。80歲以上，標準血壓是160－170／90。

世界衛生組織定義，血壓，標準值是收縮壓140以下／舒張壓90以下mmHg。收縮壓高於160／舒張壓高於95，為高血壓。收縮壓140－160，舒張壓在90－95間，為臨界值。

日本岡田正彥教授研究指出，吃降血壓、三酸甘油酯、膽固醇的西藥，會傷腎臟，甚至提高死亡率。

收縮壓是腦壓，舒張壓是心壓。老人家血壓要高一點，血才會打得出去，頭就比較不會暈，腳比較不會無力，腰也比較不會酸，心臟也比較不會心悸、胸悶。我請阿公漸減西藥，不能一下子全停西藥，會產生反彈作用，我配合針灸和中藥，調節血壓的過渡期。

兒子是孝子，對西醫一面倒，對中醫只是順著老人家的意願，作個樣的保健。他一聽到要減降血壓藥，立即反對，說是西醫交代，不能停藥，要終生服藥。儘管我苦口婆心，把道理講給他聽，血壓是身體機能的指標，不是病症。血壓突然升高時，不是要降血壓，而是要將使血壓升高的背後因素去除，血壓自然回降。況且，血壓會隨心情、睡眠、天氣、生病、年齡而變化。

兒子還是不肯接受，漸減降血壓藥的事，而且他自己也在吃降血壓藥，雖然只是偶爾血壓高了一點。因為醫生說高血壓有家族性，所以就吃著較安全。恐懼不安的心，比高血壓有殺傷力。常量血壓，也是一種壓力。

阿公有自己的看法，他慢慢減掉高血壓藥，每天早晚量血壓，竟都還算正常，前後花了一年，正式停服高血壓藥，除了生病、生氣、失眠，血壓會高一點之外，其他都還好。心臟病服西藥1天1次1顆，兼服中藥。視力、消化、筋骨等問題，都一併針藥保養中。

兒子很孝順，有機會就帶阿公出遊，阿公的日子過得還算平穩，就這樣過了十幾年，看著「高堂明鏡悲白髮，朝如青絲暮成雪。」是什麼滋味？阿公常問我，為什麼他變得手沒力，腳沒力？這對勤快好動的他，很傷痛！阿公80歲那年，老伴駕鶴西歸。老來無伴，靈魂的孤獨，使靈魂之窗的眼睛，變得更模糊。

醫生說是因為白內障之故，須開刀，開了左邊眼睛，又開了右邊眼睛。可是蜜月期，只有手術後幾個月，眼睛又開始模糊。阿公的眼睛常流淚，也作手術治療，到90歲了，眼睛前後開了4次刀。醫生說眼睛要再開刀，阿公已對手術失去信心，心情鬱卒，不想再動手術。因為每手術一次，生命力就大傷一次。

94歲的阿公，瘦乾巴，身高150公分，體重38公斤，瘦骨嶙峋，身體機能漸衰退，視茫茫的，踱步搖盪在人世茫茫中。老人諳寂滅，何處解淒涼？

有一次看診，阿公神情抑鬱，我問他：「阿公！您還好嗎？」阿公嘴嘟嘟的說：「我好像被孩子拋棄了，他們把我丟給外勞，我獨自和外勞生活。我好想要親情，好想子女陪伴在身邊。」說著，阿公老淚縱橫！雖然阿公這麼說，其實，他很怕兒子，兒子很會唸他，他都不敢吭聲，很矛盾。因為阿公更怕他往生時，兒子不在身旁，所以都忍氣吞聲。

我一邊拿衛生紙幫阿公擦淚，一邊說：「惜惜哦！阿公！我知道您的感受，您曾細心陪伴雙親，照料他們直到往生。可是，時代不同了，現在的人，家庭、生活和工作，都是壓力很大，您就多體諒他們哦！」這也是大多數家庭的寫照。

在診間，就常看到，老人家都是外勞扶進來。有的子女在旁，只顧滑手機，也不幫忙扶一下，好像花了錢，就應該給外勞照顧。再多的錢，也買不到親情。再多的外勞，也取代不了孩子。我看了很是感傷，就會去牽扶老人家。有時我也會故意招呼子女，幫忙扶老爸老媽，或叮嚀子女，多關心雙親。

無常是怎麼來搶人的？清晨，阿公由外勞陪伴，到戶外散步，是每天的功課。

在一個陽光柔和的早晨，阿公正在散步，在往回家走的路上，被一部汽車撞倒在地。那位司機，看到撞到老人，後果不堪設想，揚長而去。當時阿公，只感到左腿一陣疼痛，慢慢從地上爬起來，還可以走路。

兒子接到外勞的電話，馬上帶老爸去醫院檢查，照X光片，發現左大腿有裂痕，輕微骨折。醫生說，老人家骨折，手術中死亡率20%。女兒很緊張的打電話來，問我的看法如何？

我建議，如果只是裂痕的輕微骨折，要不要考慮保守治療？打石膏固定，可能須3個月左右。因為老人家已94歲高壽，體重才38公斤，已經是皮包骨了，開刀有如血光之災啊！並建議，勿作電腦斷層掃描，因為日本岡田正彥教授研究指出，其輻射量是X光片的1000倍，會把老人家的陽氣折損。

老人家手術一次，就是一次重大挫傷，精氣神的耗損，有如拔命根。手術中所使用的麻醉劑，風險很大，後遺症很多。手術後使用的抗生素，是大苦大寒藥，傷的是心氣，滅的是心的君火，和腎的命火。最不忍心的是，這麼老了，還要受那些苦嗎？像凌遲一樣的酷刑，況且，也還沒有到生死關頭的必要手術。

兒子孝心，要讓老爸接受最快的療效，力排眾議，讓老爸接受手術。手術中，大家如熱鍋上的螞蟻，擔心那麼無力的心臟，經得起麻醉藥嗎？那麼瘦弱又氣血不足的身子，經得起這麼重大的手術嗎？大家都坐立難安，如坐針氈。

當老爸從手術室推出來，醫生說手術很順利，那個微笑，好像快慰著老人家沒有死在手術檯上，好險沒被無常帶走。當麻醉藥退去，老人家張開眼睛，恍如隔世，第一次經歷，與死神如此接近，看到子女時，淚流滿面。

手術後的阿公，身上插滿了管，手術的傷口痛，痛得哇哇叫！心臟無力，承受痛苦的能力，變脆弱了。晚上阿公睡得很不安寧，夜間大喊大叫，甚至拔管，吵著要回家。晚上只好給阿公打輕劑量的鎮定劑，手腳都綁起來。

阿公夜裏，照樣哭鬧，說祖先都來找他，並很生氣的問：「我沒做什麼壞事，為什麼要把我綁起來，快給我解開，救人哪！」弄得大家人仰馬翻，要過了子時，凌晨3～4點，老人家才累得入睡。

老人家原本多話，手術後卻變得安靜，不愛說話，連問話都不怎麼答話。有朋友來探病，阿公沒什麼反應，好像不太認識。一反常態，他以前很好客，也很健談。是誰偷走了老人家的熱情？

阿公有時拒吃藥，拒吃飯，似乎在抗議什麼？家人很辛苦的照顧阿公。終於，阿公可以稍微走路了，但他不想走路，走幾步路，就很累很喘，都坐輪椅。原本會自行大小便的阿公，手術後大小便失禁，不得不包尿布，這對愛乾淨的阿公，很傷自尊，變得很自卑。

對於那位揚長而去的司機，家人到派出所，調閱馬路監視器，找到了車主。車主說當天載小孩上學，趕時間，所以沒有停下來，說完，沒有一句「對不起」。家人斥責司機不負責的態度，並要他賠償醫藥費。這位先生說，他是單親家庭，自己只是工人，作工賺錢，付不起醫藥費。說是付不起醫藥費，卻開得起高級轎車，家人十分憤怒。但老先生一聽說是單親家庭，就原諒他，沒讓他負擔半毛錢。

阿公出院後，坐著輪椅來針灸，整個人蜷曲，面色蒼白，手腳無力，神光恍惚，神情淡漠。

### 針灸處理

94歲的老人家，好像陽氣快散失了，補陽氣，請諸神安位，針百會穴，百會穴也是天門，搶天門，使夜不作惡夢，靈魂不出竅。阿公手足無力，連吃飯都端不起碗來，要人餵食，是心臟無力的表徵，强心，針內關穴。手無力，針曲池、合谷穴，兼預防感冒，這是術後的重點。

腳無力，針陽陵泉、三陰交穴。骨折的大腿，針風市、崑崙穴，兼疏通經絡。食欲不振，也與心臟無力有關，針足三里，兼促進傷口生肌癒合。老人家以前常針灸，不怕針，但術後氣弱，皆輕刺激，針完老人家氣色紅潤些。

此時阿公體重只有35公斤，兒子孝心，買了很多保健食品給老爸吃，老爸粗茶淡飯慣了，那些健康食品，老人家吃不習慣，兒子急得直怪老爸，暴殄天物。

老爸聽了，眼角含著淚。我告訴兒子，虛不受補，老人家消化力差，心臟無力，承受不起高單位營養品。而且吃鈣片、維他命D3，易得心臟病，讓老人家的心臟雪上加霜。最好吃天然食物，不要吃精緻食品。

第2次針灸，阿公骨折的腳，開始水腫，加針陰陵泉、三陰交穴。第3次針灸，阿公骨折的腳，從大腿到肢端整個水腫。阿公看到我，直掉眼淚，還哭著說：「醫生，你為什麼要住那麼遠！」我緊握著阿公的手，請他多保重。

父母在，人生還有根處，還有娘家可回，父母不在，人生只剩下歸處，漂泊朝向那茫不可知的天鄉。這家人的孩子，即將只剩下歸途，不勝悲悽！

之後，阿公骨折的腳，水腫越來越厲害，整天昏睡，醒的時間，越來越少。阿公似乎有感知，黑白無常就在窗前等候。只要有子女回來探望，阿公好像就醒來一樣，看到子女，緊拉著手，一直哭得很悽慘！

手術後不到2個月，阿公心力交瘁，再也承載不了，人生的苦難悲慘！往生前一天，阿公老淚縱橫懇求兒子留宿陪他，可是，兒子酷愛清晨的運動和遛狗，自顧自的回家了。次晨，阿公孤獨的走上黃泉路，只有外勞在身旁。

外勞打了很久電話，好不容易找到兒子，兒子趕緊將老爸送醫院急救，醫生說老人已往生了，兒子請求醫生急救，醫生用電擊器，電擊心臟，最後回天乏術！阿公的靈魂看到自己的胸骨被擊裂，那慘痛那淒厲哭聲，傳到女兒的心中，女兒心電感應，也心臟劇痛了一下，一陣不祥之感，湧上心頭。

當一個時代錯亂時，越清醒的人越痛苦。在科技發達之下，有幾個老人得以「老有所終」？「老者安之」？壽終正寢？

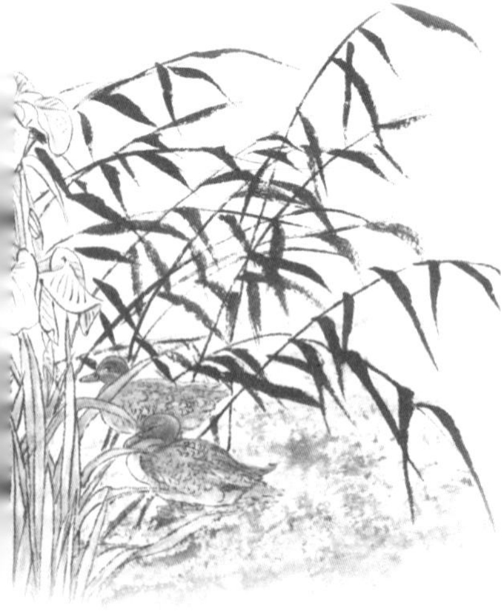

**國家圖書館出版品預行編目 (CIP) 資料**

七情掛心 : 迷雲遮慧月 / 溫嬪容著 .
--[ 臺北市 ] : 博大國際文化有限公司 , 2021.04
320 面 ;14.8 x 21 公分
ISBN 978-986-97774-4-5 ( 平裝 )
1. 中醫 2. 養生 3. 保健常識

413.21 110005966

## 七情掛心——迷雲遮慧月

作者：溫嬪容醫師
編輯：黃蘭亭 陳柏年
美術編輯：吳姿瑤
封面設計：林彩綺
內頁插圖：古瑞珍
出版：博大國際文化有限公司
電話：886-2-2769-0599
網址：http://www.broadpressinc.com
台灣經銷商：采舍國際通路
地址：新北市中和區中山路 2 段 366 巷 10 號 3 樓
電話：886-2-82458786
傳真：886-2-82458718
華文網網路書店：http://www.book4u.com.tw
新絲路網路書店：http://www.silkbook.com
規格：14.8cm ×21cm
國際書號：ISBN 978-986-97774-4-5 ( 平裝 )
定價：新台幣 350 元
出版日期：2021 年 4 月